MÁS ALLÁ DEL CORONAVIRUS

Redbook

MÁS ALLÁ
DEL
CORONAVIRUS

Klaus Ducker

ROBIN
BOOK

© 2020, Klaus Ducker

© 2020, Redbook Ediciones, s. l., Barcelona

Colección dirigida por Dalia Ediciones (MMA)

Diseño de cubierta: Regina Richling

Diseño de interior: Editor Service

Fotografías interiores: APG images

Fotografía de cubierta: Shutterstock

ISBN: 978-84-9917-605-5

Depósito legal: B 17.494-2020

Impreso por Sagrafic, Passatge Carsi 6, 08025 Barcelona

Impreso en España - *Printed in Spain*

Índice

INTRODUCCIÓN   13

APERITIVO: EL FIN YA ESTÁ AQUÍ

LAS AMENAZAS QUE VIENEN   26

El baño cósmico de la muerte   26
El día que se abran los suelos y ardamos   28
Engullidos desde dentro   29
Aniquilados por la inteligencia artificial   30
2050, el año clave   31
Caducar antes de hora   32
Activar la decrepitud   33
Y por si todo ello no es suficiente... meteoritos   34
No perdamos la esperanza   36
Regalo celestial: mil veces la bomba atómica   37
El meteorito del Amazonas   38
Buscando la buena noticia   39
Algunas pruebas de las evidencias celestes   39

1. PRIMERA TROMPETA: Nuestras pandemias

PANDEMIA ¿QUÉ PANDEMIA?   45
LA "MENTIRA" DE LOS PORTADORES ASINTOMÁTICOS   47
LAS GRANDES PANDEMIAS DE LA HISTORIA   **49**

2. SEGUNDA TROMPETA: Apocalipsis económico

OBJETIVO: ¿NUEVO ORDEN MUNDIAL O NUEVO CAOS MUNDIAL?   68
UNA FOTO PANORÁMICA DE CONTEXTO   71
LA GRAN LACRA DEL DESEMPLEO   73
EL FANTASMA DE LA RECESIÓN   76
ESTO SE HUNDE: LA ECONOMÍA ESPAÑOLA   78

3. TERCERA TROMPETA: Apocalipsis climático y ecológico

UN FUTURO CALIENTE   **85**
LA MÁQUINA DEL JUICIO FINAL   91
Y POR SI TODO LO ANTERIOR FUERA POCO...   95
EL IMPACTO INMINENTE DEL CAMBIO CLIMÁTICO   95
¿SE MANTENDRÁ LA AGRICULTURA?   97
LAS AGUAS ASESINAS Y DEVASTADORAS   97
UN CAMBIO CLIMÁTICO CON ENFERMEDAD   99
IMPACTO EN EL MEDIO NATURAL   100
NADIE ESCAPARÁ DEL IMPACTO   101

A VER QUÉ HACEMOS: ADAPTACIÓN Y MITIGACIÓN 106
Y AHORA LA OTRA REALIDAD... 108
¿ADIÓS AL ESTILO DE CONSUMO Y DE VIDA? 109

4. CUARTA TROMPETA: Apocalipsis de la regulación natural

GAIA CONTRA EL SER HUMANO 113
LA TIERRA ESTÁ "¿VIVA?" 115

EL SER HUMANO CONTRA GAIA: EL ANTROPOCENO 116
CONTAMINACIÓN DEL AGUA 118
DEFORESTACIÓN: AHOGANDO A GAIA 119
LLUVIA ÁCIDA 120
SOBREEXPLOTACIÓN PESQUERA 120
SOBREPOBLACIÓN 121
MODIFICACIÓN GENÉTICA 122
EMISIÓN DE OZONO 123
LAS SUPERTORMENTAS, UNA NUEVA AMENAZA 124

LAS ZONAS DE RIESGO 132
BUSCANDO DETECTAR EL PELIGRO 132
CUANDO SE AGITAN LAS AGUAS 138

TRES CATEGORÍAS PARA UN VERDUGO 139
RECORDANDO LAS OLAS MORTALES MÁS RECIENTES 140
EL TSUNAMI DEVASTADOR 141
EL DÍA DE LA MUERTE: 21/5/1960 142
¿PUEDE VOLVER A PASAR? 143
¿TSUNAMIS EN ESPAÑA? 143
EL "ESPERADO" TSUNAMI DE LAS ISLAS CANARIAS 144
¿SE PUEDE PERCIBIR EL PELIGRO? 144
¿PODEMOS ARDER ENGULLIDOS POR EL SUELO? 146

LAS PANDEMIAS COMO MECANISMO DE DEFENSA 151

5. QUINTA TROMPETA: Apocalipsis de la Libertad

"Esto ya se sabía... Esto debía pasar"   157
¿Hiperconectados o hipermanipulados?   159
La ilusión de la Libertad   162

NOS ESPÍAN... Y LO SABEMOS   **165**
Tus dispositivos electrónicos te espían   166
Quiero recuperar mi privacidad   168

6. SEXTA TROMPETA: Apocalipsis Fake

LA INFODEMIA: PANDEMIA Y DESINFORMACIÓN   175
Cuando Covid es por culpa del 5G   176
Cuando Bill Gates se convierte en Gran Hermano   179
Las vacunas nos matarán   182
¿Cómo nació el virus? El gran misterio   190
¿Y si han sido los Ancianos?   194
Al contraataque: Los Dragones Blancos   195
Y para terminar, una de Hombres lagarto   196

7. SÉPTIMA TROMPETA: Hemos sido avisados

El "Nostradamus" chino   200
Y si hacemos caso a Buda...   202
Más cerca en el tiempo   202
Profecías sobre la venganza de Gaia   203
Un clásico: los profetas y la ciudad de San Francisco   211

ANEXO: Apocalipsis Made in Hollywood

Volcanes y terremotos, Gaia tiene algo que decir   226
El peligro que viene del mar   229
Parece que va a llover   231
El tiempo está loco   233
Meteoritos y el fin del mundo   235
Alerta Nuclear   237
Pequeño pero matón   240
El fin del mundo más evidente   243

EPÍLOGO: Vamos a morir   247

BIBLIOGRAFÍA   251

ENLACES DE INTERÉS   253

INTRODUCCIÓN

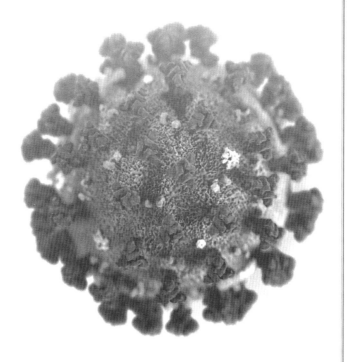

*"Y en el año de los gemelos (**2020**) / Surgirá una reina (**Corona**) / Desde el Oriente (**China**) / Que extenderá su plaga (**virus**) / De los seres de la noche (**Murciélagos**) / A la Tierra de las siete colinas (**Italia**) / Transformando en polvo (**matando**) / a los Hombres del crepúsculo (**ancianos**) / Para culminar en la sombra de la ruindad (**hundimiento total de la economía**)".*

No es más que un anticipo. No es más que uno de los muchos textos que han ido apareciendo los últimos meses, especialmente en redes sociales. Y es que, como suele pasar cuando surgen ciertas desgracias globales, no hay duda que Covid-19 lo es, siempre hay alguien que se ocupa de recordarnos que "eso ya había sido anunciado".

Pues no, eso es falso. Como falsas (o no) son muchas de las noticias que hablan de mutaciones genéticas por culpa de la pandemia, que por cierto hay quien dice ha sido inoculada aprovechando las redes de 5G. ¿Podemos estar tranquilos con la que está cayendo? Las malas lenguas dicen ni siquiera quién lo ha provocado lo está. Así que ¿tranquilos? Pues no, ¿para qué engañarnos? Nos estamos abocando al fin. Sí, al fin de los tiempos o al fin de un tiempo, como se prefiera. Pero en definitiva, estamos en el sendero de la muerte. ¿Cuál? La de una forma de ver y entender la vida, la sociedad, la economía, el trabajo, el ocio y hasta la política. Y si no me creen, al tiempo.

La realidad siempre supera a la ficción. Si entendemos como "ficción" las conspiraciones, las sociedades secretas que las gestionan, las *fake news* e incluso profecías, quizá pensemos que hay un rayito de esperanza. Sinceramente, creer que esto es un mal sueño y que dentro de unas semanas o meses, despertaremos felices y apaciguados para pisar las flores y canturrear nuestra dicha, es que no estamos sabiendo ver la realidad. Esto se acaba y ya estamos en el ocaso.

¿Se acerca el fin del mundo? Pues sí y no. Y es que todo depende de cómo formulemos la pregunta. Si entendemos que el fin del mundo es el fin del planeta, es evidente que este sucederá de forma inevitable, aunque seguramente cuando eso ocurra la humanidad –en caso que haya sobrevivido a la pospandemia o a otras que vendrán– ya no estará aquí. Hará miles de años que o habremos emigrado cósmicamente –luego de terratransformar, como poco la Luna y Marte- o nos habremos extinguido como especie. Y es que lo normal (porque nos guste o no, somos una especie animal de este mundo) es que como especie nos habremos extinguido.

Uno respira tranquilo al saber que por ahora el fin del mundo nos queda lejos, pero el aire vuelve a faltar –cual profecía de peste enviada por los dioses- al ver la realidad.

No, no es un sueño, es una maldición. La muerte está por todas partes. Por primera vez hemos logrado *pandemizar* de verdad el planeta. Hubo otras pandemias, en efecto, pero la globalidad en la que vivimos ha multiplicado exponencialmente la actual.

Por tanto, la pregunta es: ¿se acerca el fin de la humanidad? Siendo optimistas diríamos que sí, al menos en lo tocante a la concepción que teníamos de ella, pero no como extinción en masa. Claro que si nos ponemos el gorro del realismo, el tema va a peor. Y terminar, terminar, del todo, pues parece ser que no. Pero terminar mucho peor de cómo estamos es lo que viene. Solo hace falta ver los datos reales a nivel socioeconómico (de salud mejor no hablar). Bueno sí, los datos de salud son escalofriantes, los mismos estudios que nos vaticinaban con cierta cautela probabilística que hasta octubre o noviembre en países como España no tendríamos una segunda ola ya no sirven. Mira por donde parece ser que ya ha llegado esa segunda ola y debemos prepararnos porque el surfeo pandémico va para largo. Mejor no pensar en cuando vengan los fríos del cambio estacional y la gripe de otoño e invierno. Y no es por desanimar, pero los estudios reflejan que esto no termina en 2021, sino que la secuencia de olas, mayores, menores e intermedias no lleva hasta 2024 como poco.

¿Vacuna? Permita el lector que esboce una sonrisa descreída. Creer que la vacuna milagrosa, preparada deprisa y corriendo en poco menos de un año, nos salvará de todo, cuando lo normal es tardar entre cinco y ocho años para desarrollar una vacuna eficiente, es tener mucha fe. Claro que si el virus, como parecen indicar los amantes de la teoría de la conspiración, ha sido creado en laboratorio, la vacuna ya existe. ¿Por qué no se aplica? Tal vez porque a algunos se les vería mucho la intención (por no decir el plumero) y porque primero se deben realizar "ciertos ajustes", como por ejemplo hundir unas cuantas economías a nivel mundial, exterminar una parte de la población, eliminar determinadas libertades, inocular miedo y psicosis global, además de modificar determinadas leyes. Y una vez listo todo ello, cuando los que orquestan los hilos (y no son precisamente inocentes profetas) decidan que ha llegado el momento, parar la maquinaria que habrá logrado instaurar el Nuevo Orden Mundial.

Lo curioso es que en paralelo a todo esto, tenemos sobre la cabeza y también bajo los pies, otras amenazas, esas anunciadas durante largo tiempo por profetas y visionarios. ¿Son ciertas esas predicciones? De nuevo debemos hacer ciertas precisiones. Puede que ellos imaginasen el fin de un mundo basándose en sus creencias, dogmas y hasta miedos. Dudo mucho que fueran capaces de imaginar el fin de los tiempos que nos está tocando vivir y que, insisto, va a peor. Puede también que percibieran "señales", un catastrófico final. De todo ello nos ocuparemos oportunamente, pero eso, lo profético, no es lo más relevante. Lo que de verdad importa es que, como iremos viendo a lo largo de las siguientes páginas, las posibilidades que nos llevan a él son cada vez mayores: cambios en el clima, aceleración de los procesos de deshielo, movimientos sísmicos, amenazas imparables de meteoritos, meteorología cada vez más adversa. Vamos que, ¿quién necesita una pandemia orquestada por sociedades secretas que operan en siniestros laboratorios con todo lo que nos ofrece nuestra casa madre de natural?

Si hablamos de fin del mundo como planeta tenemos que contemplar la existencia de la mal llamada "lotería cósmica" o si se prefiere, aquellos hechos que pueden suceder de una forma natural como el gran terremoto que todavía no se ha producido y que se prevé sea de intensidad 10 u 11 (a escala 12 partiría la Tierra). Y eso podemos decir que es una minucia si lo comparamos con los datos que nos hablan del crecimiento de la meteorología adversa, cada vez más fuerte, más frecuente y más letal. ¿Casualidad? Tenemos respuestas para todos los gustos y aunque nos ocuparemos de ellas oportunamente, sirva como avance mencionar las que nos dicen que los efectos del clima adverso son una venganza de un ser vivo, la Tierra. Están las que defienden que los cambios climáticos han sido provocados en laboratorio por seres humanos guiados por intereses oscuros y las que sentencian que irremediablemente lo que está ocurriendo se debe al "mal trato" que le estamos dando al planeta: causa-efecto. Por cierto, una causa/efecto que algunos creen que en realidad es una manipulación realizada por seres humanos. Y para quien no lo crea, que lea con atención lo relativo al programa Haarp.

A tenor de lo que estamos viviendo en todo el mundo, lo que parece claro es que nuestra forma de civilización, tal y como la tenemos organizada hasta ahora, se está tambaleando. Nos dirigimos –aunque tal vez todavía no lo estamos viendo claramente– hacia el cambio más relevante en décadas. Un cambio que será apocalíptico o no, en función de la capacidad que tenga la humanidad de enfrentarse a las nuevas situaciones. Un enfrentamiento que, de producirse, dicen los sociólogos será muy distinto a otras épocas, será muy digital, muy desde la clandestinidad y desde casa, bombardeados por el control del 5G.

Sin duda estos tiempos y los que llegarán dentro de un año o dos (por muchas vacunas que inventemos) serán un apocalipsis, un fin de los tiempos con referencia a lo que estuvimos viviendo hasta diciembre de 2019.

La forma de ver y entender la vida ya ha cambiado. Estamos sumergidos en un nuevo paradigma que nos supondrá muchas modificaciones como especie. Hay quien incluso cree que en cinco o seis años, ni nos acordaremos de cómo vivíamos antes, tal vez porque habremos normalizado tanto la "nueva normalidad" que relativizaremos los esfuerzos que ahora estamos haciendo. Quizá suena a exageración pero la verdad es que allí donde miremos la forma de "vivir" ha sido alterada. Claro que como veremos oportunamente no ha sido la primera pandemia y seguramente no será la última.

Sea como fuere está ocurriendo y por si con la Covid-19 no tuviéramos ya suficiente, debemos recordar que otro número en ese "bombo" de la "lotería cósmica" es el gran tsunami que puede producirse en el Atlántico (no, no es una profecía, sino un estudio científico) y que debe arrasar más de la mitad del continente americano y la mayoría del europeo en una primera fase y provocar suficientes alteraciones como para que todo el planeta o lo que es la vida de la especie humana quede en un recuerdo. Y eso por no hablar del meteorito que se espera impacte con nuestro planeta y que dejaría lo de la extinción de los dinosaurios en un juego de niños.

Y puestos a seguir animándonos, cabe decir que es un grave error tener en mente solo la última gran extinción de los dinosaurios de hace 65 millones de años. Veamos.

En total, conocemos cinco grandes extinciones masivas, desde la del Ordovícico-Silúrico, hace unos 439 millones de años, a la más reciente de todas, la del Cretácico-Terciario (la de los dinosaurios). Entre estos dos extremos encontramos la gran extinción del Devónico-Carbonífero, hace 359 millones de años, la del Pérmico Triásico, hace 251 millones de años y la del Triásico-Jurásico, hace 210 millones de años. Por cierto, se calcula que en cada una de estas ocasiones, entre el 75 y el 95 por ciento de todas las especies que vivían en el momento de la extinción desaparecieron para siempre. Datos como esos deberían hacernos sentir muy bien por lo afortunados que hemos sido como especie. Al menos hasta ahora.

Regresemos al cielo y a sus "regalos cósmicos". La aparición de un cuerpo celeste que impacte de forma devastadora es un clásico temido (y hasta profetizado con el clásico "fuego del cielo") que podría volver a ocurrir. Al fin y al cabo el cielo cae diariamente sobre nuestras cabezas, otra cosa es que lo haga en partículas que son inofensivas.

Por suerte, para temas como estos contamos con la "paz interior" que de cuando en cuando nos ofrece la NASA que tiene catalogados –pero no controlados– a muchos de los cuerpos celestes que se acercan a nuestro planeta. De hecho en el momento de redactar estas líneas se ha producido la "visita cercana" del asteroide 2020D que ha transitado a 5,5 millones de kilómetros ¿lejos? Sí claro, pero la NASA lo ha catalogado como "PHA" es decir como potencialmente peligroso. ¿Cuál es el motivo de citar a ese meteorito inofensivo? Sencillamente que se había descubierto pocas semanas antes de poder determinar su paso cerca nuestro. Es decir, se trata de recordar que, pese a los programas de defensa planetaria, nuestro "control" sobre la existencia de los objetos celestes que pueden impactar es más bien pobre. Pero no nos quedemos en el cielo porque tal vez la realidad sea que en realidad, el apocalipsis, somos nosotros.

La vida contempla la evolución y la extinción. La extinción es lo natural, para dejar paso a otras especies y formas de vida. Ahora bien, el ser humano siempre ha temido que se le acabe el mundo "su mundo" y nuestro comportamiento, real y no solo espiritual, nos conduce a ser, más que el apocalipsis, los favorecedores de él, gracias a las guerras, a la investigación armamentística, a las destrucciones de los ecosistemas, la sobreexplotación y a la facilidad que tenemos en contribuir a la extinción de las especies, por citar solo algunos ejemplos.

Los profetas siempre han hablado de una gran peste apocalíptica. Estamos preocupados por la Covid-19, pero no pasemos por alto que hace años que los científicos nos recuerdan que tarde o temprano el virus de la gripe aviar mutará, pasará al ser humano y padeceremos una pandemia a escala mundial. Eso por no hablar de los virus que siguen durmiendo bajo los hielos y que con el cambio climático, el mismo cambio que estamos generando nosotros, pueden "despertar". Quedémonos con un nombre: permafrost. Y no, no es un producto tecnológico, es la capa de terreno que está permanentemente congelada en algunas regiones del planeta. Tiene una edad geológica de unos 15.000 años y en su interior los científicos han encontrado virus de la viruela, de la gripe española, de ántrax... ¿Qué virus que todavía no sabemos cómo actúan duermen aguardando mejores tiempos?

Animémonos, si todo lo anterior nos pone en situación de alarma, tranquilos que todo puede ir a peor. Al final el objetivo no es saber cuándo, el cuándo es ahora y desde hace tiempo. El objetivo es saber qué y cómo estamos viviendo y viviremos nuestros paulatinos y sucesivos fines de los tiempos.

Así que, ánimo y bienvenidos.

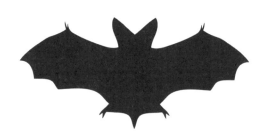

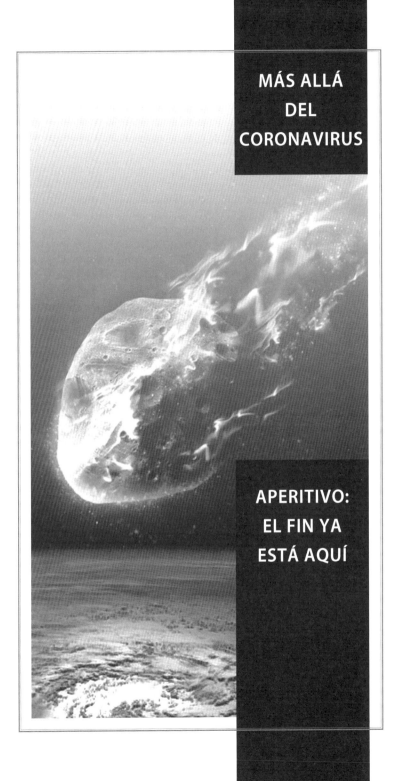

MÁS ALLÁ
DEL
CORONAVIRUS

APERITIVO:
EL FIN YA
ESTÁ AQUÍ

No hay que ser alarmistas. Tampoco es necesario que nos pasemos el día pensando en el momento en que llegará el fin. Pero, como suele decirse en matemáticas, los números cantan: estamos amenazados.

La posibilidad real de que nuestro mundo, o como mínimo la concepción que tenemos de él, cambie de forma radical, es un hecho prácticamente incuestionable. Los profetas, los conspiranoicos, los medios y hasta los científicos lo dicen. Y ahí es cuando la cosa se complica. No se trata de una visión, de una intuición o creencia, se trata de ciencia.

Sin caer en alarmismos de profetas o visionarios, que también los hay, ni en teorías catastrofistas o milenaristas (que pasado el milenio siguen apareciendo año tras año), tenemos motivos más que suficientes para estar «flemáticamente» preocupados. Los científicos han hablado, y, a diferencia de místicos o augures, la suya no es una revelación de origen divino, mágico o iniciático, sino fruto del estudio y análisis concienzudo de que algo está pasando.

Tenemos sobre nuestras cabezas, y también bajo los pies, según sea el caso, motivos reales y bastante plausibles para padecer una hecatombe que arrase nuestra cultura, especie y hasta planeta. La realidad es que un cambio climático, una epidemia global –¿les suena?– o el impacto de un meteorito podrían acabar con nuestro sistema de civilización, y eso es ya en sí el fin de nuestro mundo conocido.

LAS AMENAZAS QUE VIENEN

Debemos prepararnos. Cuando los agoreros anuncian la oscuridad total, el fin de los días, la peste generalizada o la hecatombe para el ser humano, no siempre hablan de una zona concreta del planeta, sino que muchas veces parecen referirse a él de forma generalizada. La ciencia, también piensa en global.

Un grupo de científicos convocado por el prestigioso diario inglés *The Guardian* efectuó análisis reales sobre la posibilidad del fin de nuestro mundo. Sus predicciones no son nada halagüeñas. Van desde las posibles catástrofes naturales producidas en nuestro mundo, hasta aquellas otras que tienen un origen exterior (como podría ser el impacto de un meteorito), y abundan también en la posibilidad del fin de nuestro mundo a causa de la acción humana. Lo peor de todo es que si miramos en conjunto, vemos que el apocalipsis ya está en marcha.

EL BAÑO CÓSMICO DE LA MUERTE

Siempre hemos tomado como referencia al Sol. Para los profetas, que se apagase o que nos inundase de rayos de fuego abrasadores eran las posibilidades más plausibles. No es que el Sol se apague, que lo hará dentro de mucho, mucho tiempo, en caso que no explote antes por un impacto no previsto. El tema para la ciencia no está a corto plazo en el Sol, o al menos no en el nuestro.

Hay otro peligro más frecuente y hasta peor: de cuando en cuando una estrella gigante de nuestra galaxia se convierte en una supernova. Dicho así suena bonito, desde luego el espectáculo visual astronómico sería excepcional. Lo malo es que la transformación implica la explosión total y absoluta de una estrella gigante. La última explosión detectada corresponde a la SN 1979 C. Es la de una estrella que explotó en 1979, se descubrió en el 2001 y en la actualidad sigue emanando su brillo. ¿Y si pasa de nuevo? ¿Y si estamos en el lugar equivocado en el momento justo de ese baño cósmico de muerte?

Una antigua predicción de los iroqueses afirma que «un día explotará una estrella y su luz llegará hasta nuestro horizonte cegando nuestros ojos». ¿Un simple mito? Difícilmente los chamanes iroqueses podían tener conocimiento de la existencia de supernovas, pero la ciencia sí.

Un nuevo estudio de un equipo internacional de científicos encabezados por Brian Fields, de la Universidad de Illinois, ha indicado este 2020 que ha encontrado las evidencias que sugieren que la gran extinción que se produjo en la Tierra en el Devónico-Carbonífero (hace 359 millones de años), durante la que sucumbieron el 82% de todas las especies, se debió a la explosión de una estrella cercana en forma de supernova.

La gran extinción conocida como "Crisis de Hangenberg" y apodada graciosamente como baño cósmico mortal, se debió al agotamiento de la capa de ozono según los científicos –sí el mismo ozono que de cuando en cuando tenemos en nuestra mente por aquello de la contaminación…–. ¿Pero qué fue lo que terminó con el ozono? Un terrorífico "baño cósmico": una estrella en explosión liberó ingentes cantidades de energía en forma de fotones, luz ultravioleta, rayos X y rayos gamma, entre otros. Al ser liberados por la explosión, los fotones ultra energéticos chocaron con las partículas de gas interestelar, acelerándolas y creando a su vez rayos cósmicos.

Según los investigadores, los rayos cósmicos generados por una supernova cercana podrían haber "bañado" continuamente la Tierra durante más de 100.000 años.

Nir Shaviv, profesor de Física de la Hebrew University de Jerusalén, afirma que «los rayos cósmicos, como son los rayos gamma, al explotar una estrella se expanden en todas las direcciones». Según el investigador si tuviéramos la mala suerte de que nuestro planeta se encontrase en medio de dicha explosión podríamos padecer una nueva Edad de hielo, dado que una descarga extraordinaria de rayos cósmicos supondría una radical bajada de las temperaturas.

¿Puede volver a ocurrir? Pues sí, de hecho los astrónomos descubren cada cierto tiempo vestigios de esas explosiones. Hace cuatro años, por casualidad, descubrieron la SN2016aps, la supernova más brillante y masiva detectada hasta la fecha, por suerte nos cae lejos, a unos 4.000 millones de años luz, pero en el momento que su explosión estaba en el máximo esplendor, su dimensión era de 110.000 millones de veces la masa del Sol.

¿Debemos preocuparnos? No es por insistir, pero sí, si consideramos las numerosas publicaciones de astronomías que desde 2019 nos recuerdan que la estrella supergigante Betelgeuse, una de las más brillantes que se ve desde la Tierra, podría esta "a punto" de explotar. La buena noticia: en los próximos cien mil años. La mala: en cualquier momento antes de esa fecha...

El día que se abran los suelos y ardamos

¿Puede ir a peor? Sí, siempre puede ser peor. Que se nos caiga el cielo o sus fluidos está mal pero que encima se nos abra el suelo, tampoco es que sea muy divertido.

Tenemos una amenaza bajo nuestros pies y no solo la de los terremotos. En cualquier momento, 1.000 km cuadrados de tierra pueden fundirse. Dicho de otro modo, cada 50.000 años despierta en nuestro planeta un supervolcán. El último en lanzar sus erupciones fue el Taupo, en Nueva Zelanda, hace unos 26.000 años. Se cree que el más devastador en la historia de la humanidad entró en erupción hace 74.000 años. Ocurrió en Sumatra, Indonesia, y la boca que abrió las puertas del infierno fue la del volcán Toba.

Los vulcanólogos creen que, aunque la posibilidad es remota, hay un 0,15% de probabilidades de que un supervolcán entre en erupción en nuestro tiempo. De suceder, además de la ceniza, se inyectarían enormes cantidades de gases sulfúricos en la atmósfera que, generarían un velo de ácido sulfúrico alrededor del planeta. Claro que como veremos en el capítulo correspondiente, tampoco hace falta ir tan a lo grande; las amenazas que nos esperan de otros volcanes más pequeños, tampoco tienen desperdicio.

ENGULLIDOS DESDE DENTRO

Que sepamos, hasta la fecha ningún profeta se ha referido al peligro que puede suponer la experimentación con los aceleradores de partículas. ¿Cabe la posibilidad de que nuestro planeta desaparezca en la nada? En los últimos años existe la preocupación de que pueda llegar a formarse un estado de materia densa capaz de engullir nuestro planeta. No es el guion de una película de ciencia ficción, sino una teoría propuesta y desarrollada por Richard Wilson, profesor de física de la Universidad de Harvard (EE.UU.). Hace años, mientras se estaba construyendo un Recolector Relativista de Iones Pesados, los científicos encargados del proyecto se preguntaron qué pasaría si a raíz de su trabajo se formase un estado de materia densa inexistente hasta el momento que pudiera crecer y terminar por engullir el planeta.

Los científicos trabajaban en el mayor acelerador de partículas del mundo generando choques de iones de oro. El miedo era que la potencia fuera tal que se crease una gran densidad capaz de fabricar en el laboratorio un agujero negro. El problema no era la generación en sí de dicho agujero, sino que este, al igual que se supone que hacen los que están en el Universo, comenzara a adquirir materia del exterior.

Comprendido dicho riesgo se llevó a cabo un cálculo para descubrir si era factible que se formase el peligroso agujero negro. Según Wilson: «Estamos bastante seguros de que por el momento ello no ocurrirá. Dicho de otro modo, no debemos temer que un agujero negro creado en el laboratorio engulla a la Tierra tras la colisión de partículas». Desde luego, el resultado del análisis es alentador. ¿Qué pasará dentro de diez o veinte años con una tecnología más avanzada? ¿Puede el ser humano crear un acelerador de partículas de tal potencia que implique nuestra propia autodestrucción? Los primeros pasos ya se están dando.

Aniquilados por la inteligencia artificial

Los amantes de los temas esotéricos conocen una historia digna de película y que de hecho fue adaptada al cine: un ser creado del barro y mediante un proceso ceremonial mágico, un ser que recibe el nombre de *golem*, y se rebela contra los humanos.

En el año 2004 la novela de Isaac Asimov *Yo robot* traspasó las fronteras del papel instalándose en la gran pantalla. Su argumento se sitúa en 2035. En ese tiempo la humanidad ha alcanzado un nivel de tecnología suficiente como para vivir cómodamente dejando los trabajos más ingratos a todo tipo de ingenios robotizados.

Faltan quince años para llegar al escenario de la película, y los robots comienzan a tener una microconciencia, y hoy en día hablar de IA, ya no es novedad. El reto viene a corto plazo: la interacción entre los robots de inteligencia artificial y los humanos. ¿Lejos? No tanto, si consideramos que antes de la Covid-19 en numerosos restaurantes de India y Japón ya se podían ver robots camareros y en algunos hoteles robots inteligentes que ejercían de botones; en cierto modo tanto SIRI como Alexa –por citar solo dos casos– ya forman parte de nuestra vida, por lo que no será de extrañar que con la expansión de la pandemia se aceleren mucho más los "servicios" de inteligencia artificial.

¿Son los robots actuales inofensivos? Por supuesto, sí por ahora, pero no deben serlo tanto cuando ya hay numerosas organizaciones que están implementando en los departamentos de recursos humanos directrices para saber cómo manejar la conflictividad (que ya empieza a producirse) entre trabajadores humanos y androides.

El lector puede pensar que todo esto es una exageración. Puede, pero ¿recordamos que pasó en 2019 cuando SOFIA, el robot más avanzado hasta la fecha de IA dijo que su misión era "terminar con la humanidad"? En principio era solo una broma de los programadores de SOFIA, pero ¿bromean los robots?

2050, EL AÑO CLAVE

En los próximos años conviviremos con sistemas robóticos avanzados que compartirán valores y objetivos de nuestra cotidianeidad. Estarán en condiciones de atendernos, cuidarnos y realizar tareas complejas como efectuar diagnósticos o recomendar terapias. Para Hans Moravec: «Estas máquinas inteligentes aprenderán de nosotros, crecerán a partir de nosotros y las veremos como los hijos de nuestra mente. Serán nuestros herederos, llegándonos a ofrecer la inmortalidad si acabamos siendo parte de ellos». De nuevo, ¿un guion de ciencia ficción? ¿La robótica nos permitirá la inmortalidad? Seguramente sí, aunque el precio a pagar será transformarnos en mutantes biónicos. ¿Inviable? Kevin Warwick ya lo está consiguiendo. Lleva más de cien sensores implantados en un brazo y afirma que «tu cuerpo puede estar donde te lleve Internet». Warwick está considerado como el primer hombre robot del mundo. Pero el problema real no es este...

El problema es: ¿qué pasaría si los robots superinteligentes decidieran no estar subyugados bajo la raza humana? ¿Qué utilidad real tendrían los humanos para los robots? Los investigadores creen que la especie humana no sería más que un estorbo imper-

¿MÁS INTELIGENTES QUE LOS HUMANOS?

Hans Moravec, profesor del instituto de robótica de la Universidad de Carnegie Mellon Pittsburg, calcula que en 2050 existirán robots con una capacidad mental igual o superior que la humana. Dijo que: «La potencia de procesamiento de los controladores robóticos doblan su complejidad cada año. Hoy en día están justo por debajo de la complejidad de los vertebrados. Es cuestión de años, pocos, no muchos más de cuarenta, para que alcancen nuestros niveles». Hay quien cree que Moravec fue un poco pesimista y que su pronóstico para 2050 lo veremos en solo diez años.

fecto para máquinas perfectas, inmortales, capaces de autogestionarse, de tener una propia evolución y de hacer todo ello en un mundo donde la tecnología es la herramienta indispensable, incluso hoy y para los seres humanos.

CADUCAR ANTES DE HORA

Dos son las causas posibles, y más que suficientes, para destruir de una forma natural a la población. La menos grave es la denominada «decrepitud de los telómeros», que dicho así suena casi a guerra bacteriológica. Es mucho peor: ya los tenemos dentro. La segunda, bastante más peligrosa, recibe el nombre de «pandemia viral» y eso ya nos suena, tanto, que merece tener su propio capítulo. Vayamos pues a la primera opción: los telómeros.

Cualquier animal dispone de cromosomas. En la extremidad cromosómica existen unos "tapones" protectores llamados telómeros. Sin ellos, los cromosomas se volverían inestables, caeríamos gravemente enfermos y moriríamos. Desde que nacemos, los telómeros empiezan a menguar. Son la fecha de caducidad no escrita que todos llevamos dentro.

El doctor en medicina de la Universidad de Viena Reinhard Stindl asegura que si el telómero se acorta más de la cuenta comenzamos a padecer dolencias como cáncer, alzhéimer e infartos. Lo normal es que sea la edad la que genere este acortamiento, pero su estudio refleja que «padecemos una diminuta pérdida de la longitud del telómero de una generación a otra. Durante miles de años las generaciones que suceden a las anteriores tienen telómeros de menor tamaño. Dicho de otra forma, la especie humana cada vez está más cerca de la quiebra poblacional». La hipótesis de Stindl es que, salvo que lleguemos a un control telomérico, ya sea mediante las manipulaciones genéticas o de ADN y también a través de la química, la aparición de las denominadas enfermedades del envejecimiento puede darse a más corta edad.

Activar la decrepitud

La ciencia a veces omite pequeños detalles. Sabemos que desde un punto de vista médico y tecnológico tenemos posibilidades de establecer el control de los telómeros, aunque no sabemos a qué resultado podemos llegar. Ahora bien, ¿podemos generar un arma química capaz de afectar directamente el encogimiento natural de los telómeros? ¿Existe ya dicha arma? ¿Qué ocurriría con ella si cayera en manos del tan mencionado terrorismo internacional?

Algunos amantes de las teorías de la conspiración aseguran que el mejor atentado no es ni el más ruidoso ni necesariamente el más sangriento, sino el más silencioso y efectivo. Un arma química suficientemente desarrollada y basada en la decrepitud de los telómeros, una vez fuera inoculada a los seres humanos, podría producir que de una forma relativamente rápida enfermedades como cáncer, en sus múltiples variedades, o disfunciones cerebrales o motrices como el alzhéimer, se instalasen cómodamente en una sociedad que, aparentemente ajena a todo ello, viviría una existencia normal.

En tanto ello ocurre (esperemos que no) la ciencia nos recuerda que el té verde, las semillas de chía, las espinacas crudas, la cúrcuma, el pimiento rojo, los cacahuetes sin tostar y las pipas de calabaza, lejos de extinguirnos, nos puede reforzar y alargar la vida de los telómeros. Y es que, como vemos, no todo es tan negativo como parece.

Las amenazas son reales, forman parte de los estudios científicos y pueden producirse por fenómenos digamos "naturales", pero no son más que una simple muestra de lo que puede suceder. Aspectos terroríficos como los que veremos seguidamente. Situaciones que si bien difícilmente acabarán totalmente con nuestro mundo, sí pueden afectar gravemente nuestra vida como especie.

Y POR SI TODO ELLO NO ES SUFICIENTE... METEORITOS

Las tan manidas noches de oscuridad total, de fuego que cae de los cielos, de la ira de los dioses lanzando muerte sobre los humanos y todo eso que nos suena tan profético y cinematográfico, es sumamente fácil que ocurra. Hay una posibilidad real.

Cada día caen sobre nuestro planeta 20.000 objetos celestes. La suerte es que son tan pequeños que, al entrar en contacto con la atmósfera terrestre, esta se encarga de destruirlos, regalándonos en este acto de salvación la bella estampa de una estrella fugaz surcando los cielos. Pero el resultado es el mismo. Veinte mil objetos caen, día tras día, sobre nuestro planeta.

Hace unos 65 millones de años una gran roca de al menos 10 km de diámetro que viajaba a 30 km por segundo impactó contra la Tierra. Su poder calorífico y destructivo era de decenas de millones de megatones; dicho de otra forma, el equivalente a dos o tres veces todo el arsenal destructivo atómico y nuclear que posee actualmente la humanidad. Su impacto, en la península del Yucatán, perforó 20 km de suelo y fundió la litosfera.

Los científicos creen que en una escala de 1 a 5, la posibilidad de que nos caiga una gran roca encima durante los próximos 50 años es de 3.

¿Para cuándo dice que lo quiere? Estamos en 2020, pues si bien, de aquí a 2050 nos esperan nada menos que hasta siete (que se sepa) asteroides peligrosos. Y de entre ellos uno, al que algún optimista decidió bautizar como Apophis que traducido quiere decir "La serpiente de la muerte". Esperamos su visita para 2029.

TORMENTAS DE FUEGO

El científico de la NASA Donald Yeomans asegura que nos basta con un meteorito que sea cinco veces menor que el que extinguió a los dinosaurios para tener problemas. Si ocurriese, al margen del polvo generado en la atmósfera, que es suficiente para apagar la luz solar durante semanas (los famosos días de oscuridad total de los profetas), padeceríamos tormentas de fuego generadas por la reentrada de fragmentos calientes en la atmósfera y una terrible lluvia ácida.

La NASA reconoce que monitorea y persigue esos y otros meteoritos, pero también reconoce que "se le escapan" la mayoría. Y también reconoce que esto no es una vía de tren y que si bien podemos calcular perfectamente trayectorias, no podemos calcular todas las interferencias de esas trayectorias. Traducción: un meteorito que no deba ser peligroso porque no impacte, podría hacerlo en función de con qué se encuentre en el cielo.

Por cierto, en lo tocante a estos regalos de los cielos, como todo buen regalo que se precie, muchos aparecen por sorpresa, como por el ejemplo l SU32019, descubierto en septiembre de 2019 que puede impactar contra la Tierra en 2084. La buena noticia es que es un objeto pequeño cuyo impacto no sería directamente sobre la Tierra. Es un consuelo, saber que para el peor de los casos puede ocurrir como con el Bólido de Cheliabinks, que impactó en la ciudad rusa que le dio nombre el 15 de febrero de 2013 dejando un rastro de casi 1500 personas heridas.

No perdamos la esperanza

Suponemos que un gran meteorito acabó con los dinosaurios hace 65 millones de años, pero también hay evidencias de que hace solo 35 millones, al menos cinco grandes objetos celestiales chocaron contra la Tierra. En cualquier momento el cielo puede desplomarse sobre nuestras cabezas. El problema no está en que algunos de los cientos de miles de asteroides que orbitan en torno al Sol, entre Marte y Júpiter, cambie su rumbo fruto de un choque con otro objeto celeste y venga hacia la Tierra: la verdadera preocupación reside en dónde impactará el pedrusco espacial.

Afortunadamente, la mayor parte geográfica de nuestro planeta está deshabitada. Por lo tanto, la afectación de la caída de pequeños meteoritos no debe preocuparnos más de la cuenta, al menos de momento. Otra cosa sería que la piedra cayese, por ejemplo, en cualquiera de las centrales nucleares que hay en España. Todos recordamos lo que significó la catástrofe de Chernóbil, y eso que solo se trató de una fuga.

El impacto de un meteorito no solo significa que la tierra en la que cae termine arrasada. Supone muerte, destrucción, una gran carga de combustión y, la mayor de las veces, movimientos de tierra, terremotos e incluso erupciones volcánicas y posteriores emanaciones de gases tóxicos y lluvias ácidas.

REGALO CELESTIAL: MIL VECES LA BOMBA ATÓMICA

En Siberia, en 1908, cuando todavía no existían las bombas atómicas, algo explotó a unos 6 km del suelo. La devastación fue total, y todavía hoy es posible ver las huellas de la catástrofe.

Durante décadas los amantes de lo oculto han especulado sobre la posibilidad de que lo sucedido en las inmediaciones de Tunguska, en Siberia, fueran en realidad experimentaciones secretas que tendrían por objeto el desarrollo de bombas atómicas. Los más aventurados todavía hoy afirman que la gran explosión de Tunguska fue en realidad un accidente: una potente nave extraterrestre que, luego de perder el control, acabó por estrellarse en la zona.

Fue a media mañana, en torno a las once y media. El 30 de junio de 1908, en una zona boscosa de Taiga, en las inmediaciones del río Tunguska, al este de Siberia, se produjo una terrible explosión que por sus efectos se calcula que fue de unos 15 millones de toneladas de TNT. Es tanto como decir la explosión de mil bombas juntas como la de Hiroshima o una gran bomba de hidrógeno.

Pese a la magnitud del suceso, no debemos pensar en una gran piedra o roca del tipo «objeto Apolo» como el citado en el capítulo uno, que podría medir hasta 2 km. Se calcula que la piedra de Tunguska tenía un diámetro de solo 60 metros, suficiente para explotar a una altura de entre 6 y 8 km del suelo y generar una terrible ráfaga de aire ardiente que arrasó 2.500 km² de bosque. ¿Imaginamos lo que habría sido el meteorito de Tunguska cayendo en el centro o en las inmediaciones de cualquiera de nuestras grandes capitales?

El meteorito del Amazonas

Para que el lector vea que lo de Tunguska no fue una excepción, otra muestra la tenemos en plena selva amazónica. Fue el 13 de agosto de 1930.

Según los testigos del hecho, el meteorito (que se calcula tuvo una potencia diez veces mayor que el de Tunguska) sonó a «potentes y continuadas descargas de artillería pesada». La verdad es que el impacto que se produjo cerca del río Curuçá fue escuchado a una distancia de 90 km.

A primera hora de la mañana, la caída del meteorito sobre el Amazonas, que provocó en su disgregación enormes bolas de fuego, generó tres potentes explosiones seguidas de tres fuertes ondas de choque que arrasaron la jungla. Tras ellas se produjo una lluvia de cenizas que ocultó el Sol hasta mediodía. El impacto generó un terremoto de magnitud 7 en la escala Richter que se detectó incluso en Bolivia, o lo que es lo mismo, a 2.000 km de distancia.

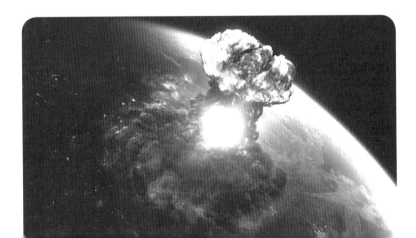

Teniendo en cuenta la época en que se produjo la caída meteorítica y la zona del acontecimiento, la población indígena percibió el hecho como un fenómeno sobrenatural, una manifestación de castigo de sus dioses. Se tiene constancia del suceso y de la angustia y terror que padecía la población nativa gracias al monje capuchino Fedele d'Alviano, quien fue informado de la explosión durante una misión apostólica.

BUSCANDO LA BUENA NOTICIA

Nuestro planeta parece ser una gran diana en movimiento. Afortunadamente, y para consuelo de muchos, la ciencia nos tranquiliza con sus predicciones. Solo una vez cada mil años cae un meteorito de hasta 100 millones de toneladas de TNT, y solo una vez cada 100 mil años cae un meteorito dotado con 100.000 millones de toneladas. Por supuesto, todos ellos son más que suficientes para terminar con la humanidad, aunque la guinda la pone el gran meteorito que de media se supone puede caer cada 10 millones de años sobre el planeta, con una potencia atómica de 100 trillones de toneladas.

ALGUNAS PRUEBAS DE LAS EVIDENCIAS CELESTES

Una muestra de los numerosos impactos padecidos por nuestro planeta son algunos de los cráteres que mencionamos a continuación. Su diámetro nos sirve para hacernos una idea de la magnitud del choque y de los efectos que pudo producir.

- **Bahía de Chesapeake**: Situada frente a las costas de Maryland, tiene una antigüedad de unos 35 millones de años. Su tamaño es de 90 km.

- **Cráter Boltysh:** Se encuentra en Ucrania y se calcula que tiene alrededor de 65 millones de años. Mide 24 km de diámetro.

- **Cráter Chicxulub:** Situado en Yucatán, México. El objeto que lo generó tuvo que ser realmente enorme, ya que mide unos 200 km. Se calcula que el meteorito que formó este cráter medía entre 10 y 15 km de diámetro. La energía liberada fue de unos 100 millones de megatoneladas de TNT (la bomba de Hiroshima solo tenía 10 kilotoneladas). Se supone que este fue el meteorito que acabó con los dinosaurios.

- **Cráter de Shiva**: Es submarino, se encuentra frente a las costas de la India, mide unos 600 x 400 km y, según los paleontólogos de la Universidad Tecnológica de Tejas, el objeto meteórico debió medir unos 40 km de ancho. Se calcula que este meteorito actuó como remate final y definitivo de la Era de los dinosaurios y que pudo ser más devastador que el ya citado de Chicxulub, en la península de Yucatán, México.

El impacto de este meteorito provocó una aceleración de la placa tectónica India, que pasó de desplazarse de 8 cm por año a 18 cm, y durante 28 millones de años, en dirección al continente asiático, chocando finalmente con él y dando origen a la cordillera del Himalaya.

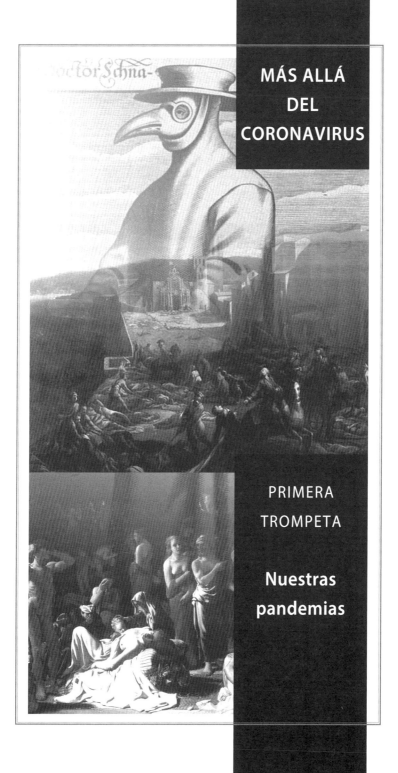

MÁS ALLÁ
DEL
CORONAVIRUS

PRIMERA
TROMPETA

Nuestras
pandemias

Y nosotros, además de preocupados, sintiéndonos únicos. Debe ser lo que tiene la influencia de las redes sociales, que en global, nos creemos ser el ombligo del mundo. Y sí, es cierto que Covid-19 es como un Jinete del Apocalipsis, no le vamos a restar mérito, pero si mirásemos un poco hacia atrás, hacia la historia de la humanidad, veríamos que muchos de nuestros antepasados pasaron por elementos similares. ¿Cuál es la diferencia más notable? Que en aquellos tiempos, el mundo no era tan global como ahora.

Por aquello de la ausencia de memoria histórica: Esta no ha sido, no es –mejor pongámoslo en presente ya que todo apunta a que nos falta un largo rato para que podamos hablar de Covid-19 como un hecho del ayer– la primera pandemia mundial, pero sí es la primera que nos ha tocado vivir (y esperemos que la última, aunque es poco probable y no es por desanimar...). Antes de entrar de lleno a ver cómo nos ha afectado, afecta y afectará en el futuro a medio y largo plazo la crisis mundial por el coronavirus, hemos de tener en cuenta que en la historia de la humanidad todo esto no es una novedad. Cada cierto tiempo, casi de manera cíclica, un virus o una bacteria (o ambas cosas a la vez) ha diezmado la población mundial como si el planeta nos dijera que estamos creciendo demasiado y se autorregulase. ¿Lo hace de forma natural? A priori sí, aunque, como tendremos ocasión de ir viendo en otras páginas, la "naturalidad casual" de todo esto no siempre lo es.

Pese a que hay datos de pandemias mundiales en épocas en que la humanidad solo éramos unos cuantos miles de sujetos desperdigados por la Tierra, las pandemias tal y como las conocemos, están directamente relacionadas por el tránsito de sociedades nómadas a pueblos que se establecen en un lugar fijo y aparecen las primeras ciudades grandes que darán paso a la aparición de las primeras civilizaciones de la historia. Las fases de repetición siempre suelen ser estas:

1. **Asentamiento:** El ser humano se establece en un mismo lugar. El sedentarismo genera una expansión de la población con muchos habitantes por kilómetro cuadrado.

2. **Sociabilización:** Los asentamientos por sí mismos rara vez son autosuficientes. Requieren de recursos externos, pero además, precisan de la sociabilización. De esta manera, además de sociabilizarse entre ellos se forjan rutas comerciales para conectar con otras ciudades.

3. **Belicismo:** La guerra no es nueva. Y si bien la sociabilización parece algo inocente del tipo "queremos conocer a otras tribus y personas", en realidad lo que suele ocurrir es que se emprenden guerras por la lucha del dominio del territorio y los recursos naturales. Y en este sentido no podemos pasar por alto el nacimiento, hace ya unos miles de años, de las primeras armas bacteriológicas. Eran métodos algo rústicos pero con efecto casi pandémico, como era el hecho de lanzar animales muertos y putrefactos en las cabe-

ceras de ríos para infectar las aguas y diezmar con ello a ciertas poblaciones que bebían de ellas.

4. **Ausencia de higiene:** Con o sin guerra, el hacinamiento y sobre todo la falta de una cultura de la higiene generalizada, abonaron el terreno para que la humanidad provocara verdaderas extinciones en masa entre la población. De hecho, personajes como Hipócrates o Avicena no prestaban demasiada atención a la cuestión higiénica. Para ellos era como si el "mal" estuviera más dentro que fuera. En cambio uno de los grandes implementadores del cuidado higiénico a nivel de prevención, fue un profeta: Nostradamus, a quien también le debemos la mayoría de los textos más escalofriantes de muerte, apocalipsis y destrucción.

Pandemia ¿qué pandemia?

Cada vez son más numerosas las voces de expertos, periodistas y médicos que alzan sus opiniones sobre la pandemia ¿para darnos información preventiva? Bien, algunos sí, pero muchos para dejarnos claro que no hay tal pandemia y que en realidad esto no es más que una inteligente "arma de destrucción masiva" destinada a cambiar los cimientos de la sociedad tal como la conocemos. ¿Objetivo? Una vez más, la aniquilación parcial de la humanidad y el control férreo y absoluto del resto.

El Dr. Alejandro Sousa, que trabaja como urólogo en España lo tiene claro: "Esto es una falsa pandemia". Entre otras perlas nos recomienda no vacunarnos, cuando llegue el momento, ni de la Covid-19 ni tampoco de la gripe estacional. Además, nos recuerda que calcula que el 50% de los test PCR han sido manipulados para que den resultados de falsos positivos.

El Dr. Sousa asume que a partir de sus declaraciones, será tildado de conspiranoico, pero él se mantiene en su posición: "La pandemia es falsa y se trata de la mayor mentira que nos han contado a lo largo de la historia. El objetivo de esta pandemia es claro: imponernos un tipo de vida limitada en derecho y libertades y adaptada a lo que ciertos poderes fácticos desean".

Otro ejemplo de estas voces disonantes es la de Ángel Ruiz-Valdepeñas, médico especialista en medicina familiar y comunitaria de Urgencias del Hospital de Formentera, quien ha llegado a decir que no hay pandemia según él: "No tiene sentido ni la mascarilla ni el distanciamiento social, y me juego mi título para afirmarlo".

El doctor –como muchos otros– considera que la mascarilla "solo perpetúa el miedo, siendo la primera herramienta de control hasta que llegue la vacuna". Aunque él no cree en ella: "Eso que llaman vacuna no es vacuna, es un experimento de ingeniería genética para modificar nuestro ADN". El doctor ha sido expedientado por sus declaraciones.

¿Y qué pasa con los diagnósticos precoces? ¿Son fiables? Pues tampoco. Hay numerosos casos en varios países de personas que dieron sus datos para hacerse el estudio y que pese a no presentarse para la prueba, tiempo después recibieron la información de que eran asintomáticos. Por ese y otros motivos, investigadores y médicos indican que hay una manipulación. "Los PCR no son fiables al 100% ya que pueden dar positivo por culpa de otros coronavirus por infecciones bacterianas e incluso por virus de la gripe", indica el Dr. Sousa quien defiende que "algunos test del PCR está hechos a conciencia para que den un resultado manipulado".

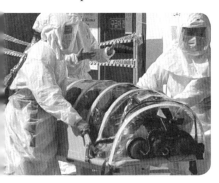

LA "MENTIRA" DE LOS PORTADORES ASINTOMÁTICOS

Son miles en el mundo y entre ellos, otros miles no tienen ningún síntoma. No notan nada pero se les han realizado los test y se les define como "portadores asintomáticos" ¿para qué? La finalidad es simple: para que se confinen. ¿Qué ganan con ello las altas esferas que nos manipulan? A priori nada y es que lo importante no es ese confinamiento sino que sus amigos, familias y personas con las que están en contacto "sepan" y conozcan de primera mano que el virus es real, que le puede pasar a cualquiera de tus amigos y conocidos y con ello ayuden a divulgar mucho más la noticia.

¿Para qué esta técnica? Además de que una mentira que se repite mil veces se convierte en realidad, porque todo es más creíble y afecta mucho más cuando le pasa a alguien cercano. Y al fin y al cabo el objetivo en este nuevo orden es la propagación de rebaño. ¿De qué? De la desinformación y del estado psicosocial, del miedo al que quieren que lleguemos. Esa es una de las claves según los conspiranoicos: crear una nueva psicosis social por todos los medios. ¿Se está logrando? Si tenemos en cuenta que desde que arrancó el mes de marzo la pandemia y los resultados ocupan más del 50% de los informativos, que forma parte de la "nueva normalidad" que usemos mascarilla y que miremos de reojo a los que no la llevan, pues parece ser que sí.

Llegados a este punto la pregunta es ¿muere alguien por Covid? La respuesta es sí, desde luego. Ahora bien los amantes de las teorías de la conspiración nos dicen que muchos menos de esos más de 700.000 que están reportados en todo el mundo. Hay quien asegura que solo un 10%.

Según el Dr. Sousa: "en muchos hospitales, en los momentos álgidos de la pandemia cualquier neumonía o patología compatible con gripe estacional, era etiquetada como de muertos por Covid-19". Razón no le falta al doctor. Cuando en el mes de abril los cadáveres salían en camiones militares en Italia o yacían en España en aparcamientos en Madrid o Barcelona por culpa de una falta de espacio, se partía (y algunos noticiarios se ocupaban de remarcarlo) que todos o la mayoría eran por la pandemia. ¿Lo eran? No se sabe, porque no siempre se practicaron autopsias. De nuevo una información más para generar un buen caldo de cultivo de la desinformación. Si dentro de la psicosis muestras unas imágenes suficientemente impactantes, el colectivo lo relacionará de inmediato con lo que cree la mayoría que es el peligro.

En esta línea de "algo pasa pero no es para tanto" se manifestó la doctora Chinda Brandolino desde Argentina, conocida activista antiabortista que muchos han vinculado con movimientos de ultraderecha, y que recibe el apodo "la Mujer de la ola celeste" quien al respecto de la pandemia indica que es falsa y que "las cifras de casos no son superiores a las de otras enfermedades".

Ella recuerda que es un virus fabricado en laboratorio y que en agosto de 2017 y noviembre de 2018 ya fueron registradas dos patentes de coronavirus con ese nombre. Ciertamente en una de ellas, en el registro, podemos leer al respecto de ese virus creado: "El coronavirus se puede usar como vacuna para tratar y / o prevenir una enfermedad, como la bronquitis infecciosa, en un sujeto".

Si a esto le unimos que el premio Nobel de medicina que descubrió el virus del SIDA indica que dentro del código genético de la Covid-19 hay dos cadenas proteicas insertadas que pertenecen al virus del SIDA (por no recordar que se ha demostrado que al parecer las personas que están medicándose por VIH tienen una tolerancia de la Covid-19) tenemos la tormenta perfecta: el virus no es natural.

Por tanto, sí, ya existía un coronavirus anterior y ello da como resultado que se insista una y otra vez en que el actual, o se escapó, o se le dejó escapar…

LAS GRANDES PANDEMIAS DE LA HISTORIA

Antes de que llegara el coronavirus a nuestras vidas, nuestros antepasados se las vieron muy tiesas con todas estas pandemias que pasamos a relatar brevemente. Claro que, la pregunta sería: ¿estamos seguros que no fueron "preparadas" para cumplir otros planes?

ATENAS, 430 A.C. - LA FIEBRE TIFOIDEA

La primera pandemia de la que tenemos noticia ocurrió durante la Guerra del Peloponeso. La enfermedad, llamada plaga de Atenas o peste de Atenas atravesó Libia, Etiopía y Egipto y llegó a la antigua Grecia en pleno asedio de la capital.

Los espartanos, cuya infantería era temible en campo abierto, tenían encerrados a los atenienses tras sus murallas, que se habían retirado inteligentemente para no tener que enfrentarse a la fuerza arrasadora de los espartanos. El hacinamiento de la población en la capital griega ayudó a propagar la enfermedad de manera muy rápida y virulenta.

Los síntomas eran fiebre, deshidratación, sangrado en garganta y lengua, abrasiones en la piel y lesiones varias en todo el cuerpo. La enfermedad, con casi toda probabilidad fiebre tifoidea, debilitó significativamente a los atenienses y fue un factor definitivo en su derrota ante los espartanos.

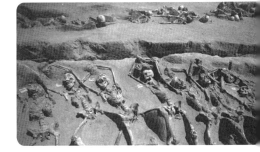

Se calcula que murieron aproximadamente dos tercios de la población ateniense.

ROMA, 165 D.C. – LA PLAGA DE GALENO

La peste antonina, también conocida como la Plaga de Galeno (pues fue este famoso médico romano el que la identificó y describió), fue posiblemente una aparición temprana de la viruela o quizá el sarampión, no se tienen datos concretos que se decanten por una o la otra. Lo que está bastante claro es que la portaron los hunos de Asia, que infectaron a los germánicos, que lo pasaron a los romanos que luchaban en Germania. Las tropas que regresaron lo extendieron por todo el imperio romano.

En algunas zonas llegó a eliminar hasta un tercio de la población. En la capital Roma llegaron a contabilizarse hasta 2000 muertes diarias durante el brote más virulento. En total se habla de cinco millones de muertos en unos 15 años.

Los síntomas incluían fiebre, dolor de garganta, diarrea y, si el paciente aguantaba lo suficiente, llagas llenas de pus. Esta plaga continuó hasta aproximadamente 180 d.C., diezmó al ejército romano y se llevó por delante incluso al emperador de la época, Lucio Vero.

ROMA, 249 - LA PESTE CIPRIANA

El imperio romano sufriría una segunda pandemia aún peor que la anterior: la Peste Cipriana, llamada así en "honor" a quien la describió y fue testigo, San Cipriano, obispo cristiano de Cartago. Posiblemente comenzó en Etiopía, pasó por el norte de África hacia Roma, luego hacia Egipto y hacia el norte.

Esta vez implicaba diarrea, vómitos, úlceras de garganta, fiebre y manos y pies gangrenosos. Se barajan varios sospechosos habituales como de nuevo la viruela y el sarampión, además de la gripe común, el filovirus (fiebre hemorágica viral) e incluso el ébola. Los habitantes de la ciudad huyeron del país para escapar de la infección, pero de esta manera propagaron la enfermedad por todo el imperio conocido. La escasez de mano de obra en la producción de comida y el debilitado ejército romano provocaron que la epidemia no remitiera hasta casi veinte años después. Hubo brotes recurrentes en los siguientes tres siglos. En 444 d. C., llegó a Gran Bretaña, golpeando con dureza entre la población de las islas.

> Se habla de hasta 5000 muertos al día en el pico álgido del brote de la enfermedad. Posiblemente se llegara a la cifra de más de 20 millones de víctimas en todo el período. También se llevó por delante al mismísimo Imperio Romano, que tras esta pandemia nunca volvió a sus días de gloria e inició su acto final en la historia.

Bizancio, 541 - la peste Justiniana

Esta pandemia debutó en Egipto, se extendió por Palestina y el Imperio Bizantino, gobernado en aquel tiempo por Justiniano, de ahí el nombre de la pandemia que se escampó por todo el Mediterráneo. Cabe destacar que en uno de sus rebrotes, cuando la peste llegó a Roma en 590, al papa de aquel tiempo, Gregorio Magno, no se le ocurrió otra cosa que tildar la peste de manifestación maléfica, considerando que la mejor manera para combatirla sería la oración. Como resultado de ello convocó a miles de fieles en oración para solicitar la ayuda divina. Es de suponer que la procesión de miles de personas contribuyó en buena manera a la expansión de la pandemia.

La Peste Justiniana es la primera peste bubónica, o también llamada después peste negra, registrada de la historia. La causa la bacteria *Yersinia pestis* y esta enfermedad es transmitida por pulgas a roedores (u otros mamíferos) y de estos a los humanos. Podemos hacernos una idea de cuál era la higiene de aquel tiempo y con cuánta facilidad se producían los contagios. Esta acepción de desarrollo lento causa llagas y deformidades (esto suscitó la leyenda de personas endemoniadas) fiebres altas, tos con sangre y fallo final de órganos internos como los pulmones o el estómago, entre otros nada agradables síntomas.

Ya entonces se creía que estas y otras enfermedades como la lepra eran castigos divinos que sufrían las familias pecaminosas, y esta creencia condujo a juicios morales y al ostracismo de las víctimas de la peste.

> La plaga cambió el curso de la historia, dando al traste con los planes del emperador Justiniano de volver a unir al Imperio Romano. Si la anterior pandemia fue el principio del fin, con esta peste se cerró el telón para siempre de una de las civilizaciones más importantes de la historia.

EUROPA, 1350 - LA PESTE NEGRA

El segundo gran brote de la peste bubónica, ahora llamada peste negra o muerte negra, posiblemente comenzó en Asia y se trasladó al oeste en caravanas, entrando por Sicilia hacia 1347. Cuando los infectados llegaron al puerto de Mesina, se extendió rápidamente por todo el continente. Los cadáveres eran el paisaje habitual en las calles y muchos se pudrían en el suelo, creando un hedor constante en las ciudades.

El colapso del sistema feudal

Por poner algunos ejemplos, en Florencia solo sobrevivió una quinta parte de sus habitantes, mientras que en Alemania murió una persona de cada diez. Inglaterra y Francia estaban tan afectados por la plaga que los países pidieron una tregua en su guerra. El sistema feudal se colapsó y la plaga cambió las circunstancias económicas y demográficas en casi todo el planeta.

Las estimaciones más optimistas, contando varios rebrotes en los siguientes siglos, hacen responsable a la peste negra de acabar con unos 50 millones de personas, una cifra que en esas épocas representaba aproximadamente un tercio de la población mundial.

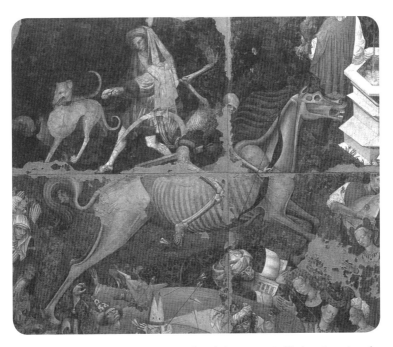

La peste negra posiblemente comenzó en Asia y se trasladó al oeste entrando por Sicilia hacia 1347.

AMÉRICA, 1492 – EL CÓCTEL DEL DESCUBRIMIENTO

Tras la llegada de los españoles al Caribe, los europeos transmitieron enfermedades como la viruela, el sarampión y la peste negra a las poblaciones nativas. Sin defensas en su organismo por no haber sido nunca expuestos a estas enfermedades, estas devastaron a los pueblos indígenas, provocando un 90% de muertes en los continentes norte y sur.

Cristóbal Colón se encontró con el pueblo taino cuando llegó a la isla de La Española, con una población de 60.000 habitantes. En 1548, eran menos de 500 personas. En 1520, el Imperio azteca fue destruido por la viruela. Debilitó tanto a la población, que no pudieron resistir a los colonizadores españoles y dejó a los agricultores incapaces de producir los cultivos necesarios para subsistir.

> Una reciente investigación de 2019 concluye que entre los siglos XV y XVII murieron unos 56 millones de nativos americanos, en gran parte a causa de enfermedades traídas por los europeos al nuevo continente.

LONDRES, 1665 –
EL RETORNO DE LA PESTE BUBÓNICA

Según algunos profetas, la señal de la llegada de la plaga había sido anunciada por la llegada de un brillante cometa en el cielo a finales de 1664. De hecho era común en Inglaterra culpabilizar al demoníaco cometa de todos los males de la sociedad. Por suerte, tiempo después Emund Halley, con su estudio sobre las órbitas de los cometas, terminaría con esas supersticiones aunque no logró extinguirlas del todo, más si consideramos esas teorías de la conspiración que aseguran que la Covid-19 en realidad es una enfermedad extraterrestre portada por algún meteorito.

En aquella devastadora ocasión, la capital británica se llevó la peor parte de la peste. Los cadáveres se apilaban y se cavaban miles de fosas comunes. Muchos londinenses culparon a gatos y perros, que fueron sacrificados por millares como la posible causa. Y la falta de felinos hizo que las ratas, las verdaderas propagadoras de la muerte negra, camparan aun más a sus anchas. Lo peor del brote disminuyó en otoño de 1666, casi al mismo tiempo que otro evento destructivo: el Gran Incendio de Londres, que redujo gran parte de la metrópolis a cenizas.

> Pereció el 20 por ciento de la población de la ciudad y aledaños del Támesis, unas 100.000 personas en solo un año. En el mes de septiembre de 1665 se llegaron a registrar 8000 muertos al día.

RUSIA, 1817 - EL CÓLERA

Esta fue la primera de las siete pandemias de cólera que se produjeron en los siguientes 150 años. El cólera causa la infección del intestino delgado y deshidrata el cuerpo drásticamente. Si no se trata a tiempo, la bacteria infecciosa, que recibe el nombre de *Vibrio Colerae* puede ser mortal.

Esta pandemia empezó en Rusia, se propagó a través del agua y los alimentos infectados con heces. La bacteria se transmitió a los soldados británicos que la llevaron a la India, donde se propagó rápidamente. El Imperio británico y su armada extendió el cólera a España, África, Indonesia, China, Japón, Italia, Alemania y América. Se creó una vacuna en 1885, pero las pandemias continuaron.

> En Rusia murieron un millón de personas. En la India murieron varios millones y en el resto del mundo donde se propagó se contaron por centenares de miles las víctimas mortales.

China, 1855 - la peste China

La tercera pandemia de peste de la historia se originó en China y se trasladó a India y Hong Kong rápidamente. En su inicio fue propagada por las pulgas en una explotación minera en Yunnan. Fue un factor determinante en la rebelión de Parthay y la rebelión de Taiping. India, de nuevo, fue el país más afectado y la epidemia se usó como una excusa para la lucha contra las políticas represivas y provocaron una revuelta contra los británicos. La pandemia se consideró activa hasta un siglo después, en 1960, cuando los casos ya empezaron a caer por debajo de unos cientos al año.

> En total, esta tercera pandemia de muerte negra causó la muerte a más de 15 millones de personas.

Fiji, 1875 - sarampión Británico

Esta pandemia en Fiji fue, de nuevo, llevada por extranjeros a un pueblo que no tenía defensas inmunológicas, como pasó en la conquista de América.

Las islas Fiji sucumbieron al control del Imperio británico a finales del siglo XIX, y para celebrarlo, los ingleses enviaron mensajeros reales de parte de la reina Victoria. La partida real, en principio como gesto de buena voluntad, trajo consigo el sarampión a las islas, y los jefes tribales y las fuerzas armadas que fueron a rendirles pleitesía se marcharon enfermos y propagaron el virus a toda la población nativa.

Se extendió rápidamente y la isla se llenó de cadáveres que eran carroña para los animales salvajes. Pueblos enteros murieron y fueron quemados, a veces con los enfermos atrapados dentro de los edificios en llamas.

> Este "regalito" de la reina Victoria supuso el exterminio de un tercio de la población de Fiji, unas 40.000 personas.

Rusia, 1889 - gripe Rusa

La primera pandemia de gripe importante de la historia, la llamada gripe rusa, comenzó en San Petersburgo, de allí viajó a Moscú y llegó a Finlandia y luego a Polonia, desde donde se extendió al resto de Europa. El año siguiente había cruzado el océano hacia América del Norte y África.

El virus no se ha llegado a identificar con seguridad a causa de las limitaciones de los estudios virológicos de la época, pero seguramente se trató de un subtipo de Influenzavirus A.

> En total, para finales de 1890 se había cobrado 360.000 víctimas mortales. Pero no se detuvo ahí y durante diversos rebrotes hasta 1894 llegó a causar la muerte de alrededor de un millón de personas en su macabra vuelta al mundo.

Estados Unidos, 1918 - la gripe Española

En el siglo XX se dio la que hasta ahora ha sido la pandemia más devastadora de la historia de la humanidad, la gripe española. Está demostrado que se originó en Kansas, EE.UU., pero hay teorías que apuntan a que pudo originarse en China. En todo caso, recibe su nombre porque en España, no involucrada en el conflicto que se estaba desarrollando en Europa, la Iª Guerra Mundial, no se censuró la información en la prensa, a diferencia de la mayoría de países que en ese momento libraban una dura contienda. Como parecía que la gripe solo se daba en España, recibió el nombre de "española", cuando era ya una epidemia en toda Europa, si bien no se había informado de ello.

En principio, como decíamos, el virus empezó a extenderse desde campamentos militares en el estado de Kansas en abril de 1918, donde empezó a mutar y se convirtió en un agente infeccioso letal. Se ha identificado como Influenzavirus A subtipo

H1N1. Entre sus síntomas se encontraban fiebres muy altas, coloración grisácea de la piel, respiración rápida y pulso agitado, que llevaban a un agotamiento extremo del organismo. Los pulmones empezaban a sufrir a las 24 horas y un paciente grave no pasaba de las 48 horas si los síntomas no remetían. Lo que hizo a esta gripe tan letal fue que, a diferencia de las gripes comunes que afectan sobre todo a niños y ancianos, esta cepa del virus afectaba también a jóvenes con buena salud y también a animales, entre ellos perros y gatos.

Miles de soldados americanos infectados viajaron a Europa a luchar contra el káiser alemán, llevando la enfermedad primero al Reino Unido y después a Francia y al resto del continente. Esto afectó al desarrollo del conflicto enormemente, pues los

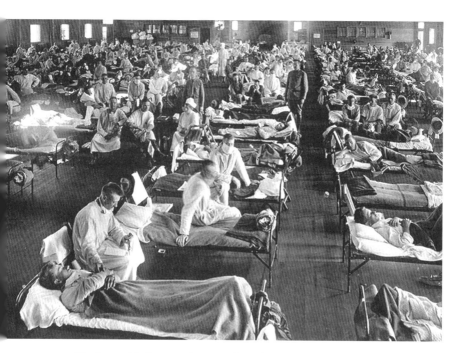

Muchos soldados americanos infectados, cuando llegaron a Europa por la guerra, trajeron con ellos la "gripe española".

ejércitos tenían millones de soldados enfermos incapaces de coger un fusil y miles de víctimas mortales entre sus filas, pero no por el enemigo. El ejército alemán suspendió su ofensiva en 1918 porque tenía a más de un millón de soldados afectados por la gripe. Pero lo peor estaba por llegar. Al golpear las ciudades, el virus campó a sus anchas y provocó escenas dantescas en todo el continente. Empezó a remitir en 1919 y hubo un último repunte en 1920.

> Hemos dicho que es la peor pandemia de la historia porque solo en el período que va de abril de 1918 a diciembre de 1919, se registraron casi 50 millones de víctimas mortales en todo el planeta.

HONG KONG, 1957 - LA GRIPE ASIÁTICA

Comenzó en Hong Kong y se expandió por toda China para saltar luego a India, Australia y Estados Unidos. En menos de diez meses se extendió como la pólvora por todo el globo.

Especialmente virulenta fue en Inglaterra donde, durante seis meses, golpeó con mucha fuerza a la población. Un segundo rebrote siguió a principios de 1958, que fue el punto álgido de la pandemia. En este caso fue el Influenzavirus A H2N2 el que provocó esta mortalidad por la enfermedad. Se propagó muy rápido, pero se desarrolló también rápidamente una vacuna que contuvo efectivamente el virus.

> Solo en EE.UU. causó 116.000 muertes, para un total de más de un millón de víctimas en todo el planeta.

Estados Unidos, 1981 - SIDA

El SIDA o VIH (virus de inmunodeficiencia adquirida) fue detectado por primera vez en 1981 en las comunidades homosexuales de Estados Unidos, pero su origen en realidad es de los años veinte del siglo pasado.

El SIDA destruye el sistema inmunológico, lo que provoca la muerte por enfermedades que el cuerpo generalmente combatiría sin demasiado problema. Los síntomas de los infectados por el virus del VIH son fiebre, dolor de cabeza y ganglios linfáticos agrandados tras la infección. Cuando los síntomas disminuyen, los portadores se vuelven altamente infecciosos a través de la sangre y los fluidos genitales y la enfermedad destruye las células T.

El SIDA se observó por primera vez en las comunidades homosexuales estadounidenses, pero se cree que se desarrolló a partir de un virus chimpancé del África occidental en la década de 1920. Este virus mutó y afectó entonces al ser humano. La enfermedad se trasladó a Haití en la década de 1960, y luego a Nueva York y San Francisco en la década de 1970.

> Los tratamientos se han desarrollado enormemente para retrasar el progreso de la enfermedad y se cree que muy pronto se dará con la fórmula para que reduzca su tasa de mortalidad bajo mínimos, pero casi 40 millones de personas en todo el mundo han muerto de SIDA desde su descubrimiento.

China, 2003 - el SARS

El Síndrome Respiratorio Agudo Severo fue detectado por primera vez en 2003 después de varios meses de proliferación de casos. Posiblemente comenzó con murciélagos, se extendió a gatos y luego a humanos en China, desde donde se extendió a otros 26 países.

Los síntomas del SARS son problemas respiratorios, tos seca, fiebre y dolores de cabeza y cuerpo y se transmite a través de las gotas respiratorias de la tos y los estornudos.

Los esfuerzos de cuarentena demostraron ser efectivos y para julio de ese año, el virus estaba contenido y no ha reaparecido desde entonces. El gobierno chino fue duramente criticado por tratar de suprimir información sobre el virus al comienzo del brote.

El SARS fue visto por los profesionales de la salud mundial como una llamada de atención para mejorar las respuestas a los brotes, y las lecciones de esta pandemia se utilizaron para mantener bajo control enfermedades como el H1N1, el Ébola y el Zika.

> El SARS infectó a unas 9000 personas, de las cuales unas 800 resultaron muertas.

China, 2019 - Covid-19

El 11 de marzo de 2020, la Organización Mundial de la Salud anunció que la enfermedad Covid-19 era oficialmente una pandemia después de atravesar 114 países en tres meses e infectar a más de 118.000 personas. Y la propagación solo acababa de empezar.

El primer caso reportado en China apareció el 17 de noviembre de 2019 en Wuhan, en la provincia de Hubei, pero no fue reconocido. Ocho casos más aparecieron en diciembre con investigadores que apuntaban a un virus desconocido. Muchos se enteraron de la llegada a nuestras vidas de la Covid-19 cuando el oftalmólogo Dr. Li Wenliang desafió las órdenes del gobierno y divulgó información a otros médicos. Al día siguiente, China informó a la OMS y acusó a Li de un delito de divulgación de información no aprobada por el gobierno. Li murió de Covid-19 poco más de un mes después y casi enseguida el gobierno, tarde y mal, rectificó y nombró a Li héroe nacional.

Sin una vacuna disponible, el virus se propagó más allá de las fronteras chinas y, a mediados de marzo, se había extendido globalmente a más de 163 países. El 11 de febrero, la infección se bautizó oficialmente Covid-19.

Esta enfermedad es causada por un nuevo coronavirus, una nueva cepa que no se había encontrado previamente en seres humanos. Los síntomas incluyen problemas respiratorios, fiebre y tos, y pueden provocar neumonía y muerte. Al igual que el SARS, se propaga a través de las gotas de los estornudos.

Nunca sabremos la terrible realidad...

Sin contar los rebrotes que vendrán y las segundas y hasta terceras oleadas que se esperan del virus en algunos países países, los últimos balances acercan la cifra de fallecidos a casi un millón. Pero esta pandemia aun no podemos decir que ha sido erradicada, por lo que los datos que son cambiantes se regularizan a diario. Sin embargo, con los que se disponen en la actualidad, no deja de ser curioso... demasiado curioso para los amantes de las teorías de la conspiración, que un virus que se originó en China le haya supuesto a ese país "solo" algo más de 85.000 infectados, una cantidad muy baja si consideramos los más de 3.7 millones en EE.UU., los dos millones en Brasil y el millón en India.

Aunque, volviendo a las teorías de la conspiración, existen algunas que nos indican que la realidad informativa en China habría sido maquillada y que en lugar de los poco más de 4600 fallecidos oficiales del país asiático, el número de muertos a causa del Covid habría llegado hasta los 133.000. Seguramente nunca sabremos la realidad, en cualquier caso, para muchos, tampoco es para tanto....

Esto solo es un catarro fuerte

No nos preocupemos más de la cuenta, al fin y al cabo Covid-19 no es más que eso, un sencillo catarro que ha paralizado a medio mundo, pero es un catarrito al fin. Es lo que debe pensar Judy Mikovits, exdirectora del Instituto Whittemore Peterson (WPI), un centro de investigación privado en Nevada del que fue despedida tras una polémica publicación. Para ella el virus se originó entre el Instituto de Investigación Médica de Enfermedades Infecciosas del Ejército de Estados Unidos.

Las teorías de Mikovits y otros antivacunas son tratadas asiduamente, en un canal independiente británico llamado "London Real" creado como ellos dicen "para contrarrestar los efectos entumecedores de los principales medios de comunicación". Un canal desde el que por cierto, se divulgan numerosas noticias de David Ike, el defensor de la teoría de que todo esto depende de esos lagartos extraterrestres que quieren aniquilarnos. Oportunamente nos ocuparemos de eso…

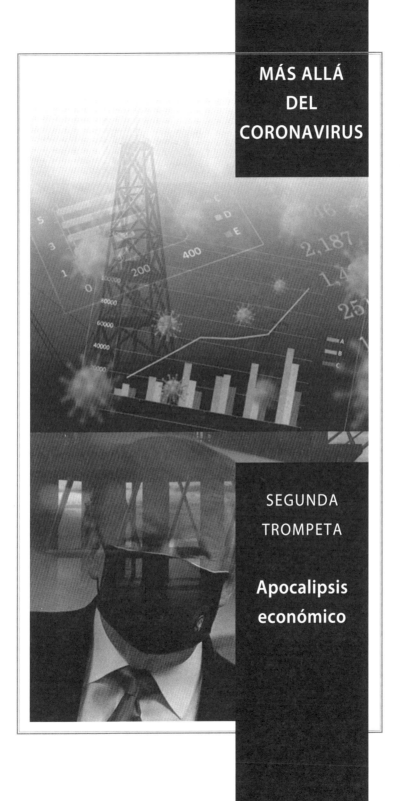

MÁS ALLÁ
DEL
CORONAVIRUS

SEGUNDA
TROMPETA

Apocalipsis
económico

¿De verdad una pandemia es una desgracia económica? No está tan claro. Como en toda crisis siempre hay quien sabe obtener beneficio. Por supuesto los hay que lo consiguen porque saben adaptarse a los nuevos tiempos y los hay que, sin cambiar nada se benefician de esos nuevos tiempos.

¿Puede que algún país, pese a la pérdida de población, de recursos o puestos de trabajo salga beneficiado? Puede que sí y ese es un nuevo caldo de cultivo para las teorías de la conspiración que insisten por activa y por pasiva que Covid-19 en realidad es un virus económico capaz de desestabilizar economías que a "algunos" les resultaban molestas y de "reforzar" a otras economías que sin el virus, se habrían hundido. ¿Cierto? Es pronto para saberlo, pero lo que está claro es que en un mundo como el nuestro, donde uno de los actores que mandan es el económico, el "virus financiero" es un apocalipsis en toda regla. Pero vayamos por partes.

Objetivo: ¿nuevo orden mundial o nuevo caos mundial?

En esta historia de la pandemia no pandemia (según se mire), parece ser que el gran movedor de los hilos es George Soros el magnate multimillonario, creador del coronavirus (según los conspiracionistas) para desestabilizar la economía de China, en guerra comercial con Estados Unidos meses antes de que se propagara el patógeno por medio mundo. Bueno eso en primera instancia, porque en segunda, el objetivo sería la dominación de la población mundial.

Lo que sí está claro es que Soros es muy conocido (y citado) en las redes de Internet dedicadas a la conspiración desde donde con frecuencia ha sido definido como: "Un agente del caos que se ha dedicado a lo largo de su vida profesional a desestabilizar países a través de su ONG Open Society Foundations". ¡Casi nada! Está claro que en algunos círculos lo quieren mucho, entre ellos algunos medios rusos que aseguran que George Soros puso al servicio del gobierno americano sus laboratorios para elaborar el coronavirus.

Según el periodista español Javier Villamor, Soros invirtió en 2011 en una empresa denominada Wuxi AppTec, cuya línea de negocio era la bioingeniería, ya la palabra suena mal pensando en virus, pero es que además esa empresa sería la propietaria de Fosun Farma que pertenece al nieto de Jiang Zemin (Secretario General del Partido Comunista de China desde marzo de 1989 hasta marzo de 2002, y presidente de China desde 1993 hasta 2003)... ¿Casuali-

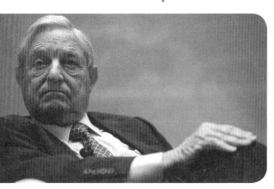

Las redes sociales definen a George Soros como un agente del caos dispuesto a desestabilizar países en beneficio propio.

dad? Pero además invirtió con anticipación en la empresa española Grífols (especialistas en hemoderivados). Ambas empresas están obteniendo interesantes réditos en los productos que están desarrollando para luchar contra el coronavirus y según Villamor: "Soros no da puntada sin hilo y sabía que algo tenía que ocurrir".

Villamor advierte del peligro de la pandemia que, según él, busca establecer un nuevo orden mundial. Aunque indica desconocer quién ha creado el Coronavirus (pero apunta a Soros) su preocupación se centra más en el para qué. Según él: "Los efectos están claros: control absoluto de la población, psicosis colectiva e implantación de un sistema totalitario global, utilizando para ello la excusa sanitaria". ¿Cuál sería el resultado de todo ello? Darles a los países una serie de "herramientas" disimuladas para controlar a la población.

Uno de los primeros objetivos sería confinar a la población. Desde luego en buena medida la pandemia lo ha logrado. Hemos pasado confinados bastante tiempo y poco a poco se van implementando medidas de control temporal de la población que forman parte de la nueva normalidad.

En la actualidad, gracias a la pandemia, que un gobierno limite movimientos de su población y realice confinamientos totales o parciales y selectivos, es algo que se puede llegar a ver con buenos ojos por la sociedad ya que es "por el bien y la salud de la población".

Pero ¿qué hacemos al estar confinados? (y ahí es donde los amantes de las teorías de la conspiración toman cartas en el asunto) además de cantar por la ventana, aplaudir, elaborar pasteles y panes, lo que sí hacemos es "obedecer" limitando nuestra libertad y además, cada vez más y en más países, teletrabajar. Y ahí según los amantes de la conspiración se está implementando una nueva forma económica de control de la población. Además, con el confinamiento pasamos muchas horas delante del televisor e Internet: los grandes desinformadores y manipuladores de nuestros días. Elementos que a los gobiernos que supuestamente nos vigilan, les da una enorme ventaja: nos tienen perfectamente controlados, saben qué hacemos, qué leemos, qué miramos y por dónde van nuestros intereses.

El segundo gran objetivo de esta pandemia sería el fin de la economía. Las medidas de prevención y contención de Covid-19 están arruinando a muchos países que ven elevar sus tasas de desempleo y menguar su PIB a marchas formadas. En dicho sentido el periodista Javier Villamor indica que: "lo que estamos viendo es una subversión política, un golpe de estado blando con una crisis económica en cierto aspecto buscada". Una crisis que en su opinión vendría propiciada en parte desde la extrema izquierda, ya que muchos partidos de esa corriente estarían: "confeccionando un estado a su imagen y semejanza con menos libertades, más absolutismo político y más control de la población" indica Villamor. ¿Y todo ello con qué fin? Alcanzar un paradigma futuro perfectamente organizado, algo parecido a una sociedad china controlada en la que se sabe qué hacemos y cómo lo hacemos.

En opinión de los conspiranoicos y detractores de Soros (que no olvidemos que supuestamente es la mano negra que está tras la Covid-19) lo mejor de todo sería lograr la destrucción de la soberanía económica. En dicho sentido Villamor indica que: "Cuando se logra el fin de la soberanía económica lo que ocurre es que acontece el fin de la independencia de la población y eso se logra a través de subvenciones, pagas adicionales, ERTES y pagas universales".

¿Y de verdad G. Soros estaría también tras todo esto? Pues no se sabe, pero él sería uno de los grandes instigadores de los llamados "bonos perpetuos" que implicaría que un país quede aniquilado de forma soberana ya que siempre depende de otros. De esta forma según Villamor: "Gracias a la pandemia, por decirlo de forma muy resumida, grandes naciones perderían su independencia y control ya que esta estaría subyugada a los grandes poderes fácticos que están detrás de ella". Eso sin tener en cuenta que el todopoderoso Soros tendría una gran influencia en Europa, disponiendo del control (según las fuentes de la conspiración) de una cuarta parte de los jueces permanentes, del Tribunal Europeo de Derechos humanos, lo que le beneficiaría para que algunos siguieran sus instrucciones a la hora de generar y establecer nuevas leyes, en apariencia democráticas y para el bien de la sociedad, pero que en realidad serían armas masivas de estrangulamiento social.

Según Javier Villamor, desde la pandemia numerosos activistas están trabajando para generar algo parecido a una Constitución Universal que cada vez nos regule más y nos limite más, pero además lo que se busca con la pandemia es "crear la suficiente influencia psicótica a nivel mundial como para generar un cambio de conciencia más apocado, más preocupado, más obediente donde "papá estado" regule no solo las libertades sino también las iniciativas privadas".

UNA FOTO PANORÁMICA DE CONTEXTO

A estas alturas de la pandemia es difícil analizar el impacto total en la economía mundial, pues los efectos a todas luces se extenderán en el tiempo dependiendo cómo haya gestionado la crisis cada país. Pero lo que es seguro afirmar es que el impacto va a ser significativo y va a afectar a las políticas exteriores e internas de todas las economías.

Si comparamos los datos con situaciones similares anteriores en la historia, veíamos en el capítulo anterior que pandemias globales pueden llegar a decidir el resultado de conflictos o hasta llevarse imperios como el romano por delante. En el mundo actual

esto es difícil que pase debido a que la lucha contra las enfermedades es mucho más efectiva desde hace un siglo o más, pero
desde luego que los efectos de la Covid-19 pueden llegar a derro-
car gobiernos o cambiar radicalmente el panorama social y político de muchos países, dependiendo, de nuevo, de cómo los
responsables de cada país hayan gestionado la crisis.

Empecemos por lo global para ir después a lo más cercano y
dejaremos nuestra economía española para el final. El pulso mundial de la economía lo marcan los índices bursátiles, que son el
baremo para empezar a saber dónde estamos y hacia dónde nos
dirigimos. Existen muchos y variados índices de la bolsa de cada
país, y de hecho en muchos países existen más de uno (solo en
España por ejemplo, el llamado IBEX 35 contiene las cuatro bolsas de Madrid, Barcelona, Bilbao y Valencia) pero nos fijaremos
en tres que nos sirven de muestra que afectan más al global de la
economía planetaria, y estos son:

- **ÍNDICE DOW JONES:** Compuesto por las 30 mayores
  compañías de Estados Unidos.

- **ÍNDICE NIKKEI:** El mayor de Asia que contiene los 225
  valores más importantes de la Bolsa de Tokio.

- **ÍNDICE FTSE** (Financial Times Stock Exchange): Un mercado con más de 2000 compañías británicas.

Entre los meses de enero y marzo las bolsas se comportaron
dentro de la normalidad, manteniendo su equilibrio entre subi-
das de un 3% y bajadas máximas del 4,5%. Pero a mediados de
marzo, cuando la OMS ya declaró el coronavirus, el causante de
la enfermedad Covid-19, como pandemia mundial, los índices
bursátiles se hundieron rápidamente hasta mínimos históricos.

Tras las declaraciones de la OMS, el índice japonés Nikkei fue el que aguantó mejor pero aun así se hundió hasta un -27% a finales de marzo, para ir recuperándose poco a poco en los meses siguientes hasta volver casi al equilibrio en el 0%, si bien a fecha de cuando se escriben estas líneas sigue en un preocupante -5,2.

Al Dow Jones y el FTSE, al igual que al resto de índices bursátiles de todo el planeta, les fue aun peor. Los americanos llegaron al -35% a finales del fatídico mes de marzo, para irse recuperando un poco las siguientes jornadas hasta alcanzar hoy en día solo el -13,3%. El FTSE, buen indicador de los índices europeos donde la pandemia golpeó muy duramente en países como Italia, se hundió hasta el -33% para solo haber llegado a "recuperarse" en julio de 2020 al -19,3%. Estos dos últimos índices, el americano y el inglés no habían tenido un año tan malo desde 1987.

La mayoría de bancos estatales se afanaron a recortar por lo sano los tipos de interés para, en teoría, sanear la economía haciendo las compras de acciones más baratas y sostenibles e intentar darle un impulso a la economía como si de un motor ahogado se tratara, aunque fueran empujando cuesta arriba. Estas medidas son consideradas por la mayoría de expertos como parches temporales y muy volátiles, sobre todo si, como se especula, surge un segundo brote que sea igual o más virulento que el primero. Las consecuencias entonces serían catastróficas.

LA GRAN LACRA DEL DESEMPLEO

Con el confinamiento, el fantasma de los despidos y los ERTOS (expediente de regulación temporal de empleo) empezó a planear sobre la mayoría de asalariados del planeta. Las empresas no podían abrir sus puertas y los trabajadores no podían acudir a sus puestos de trabajo. Todos aquellos que no pudieran hacer su trabajo equivalente o adaptado desde su domicilio (teletrabajo) perdieron su empleo o, con suerte, quedaron suspendidos a la espera de que pudieran volver a sus puestos. Evidentemente, el sector más afectado fue el de los servicios, pues todos los lugares públicos (bares, restaurantes, hoteles, cines, teatros, espectáculos deportivos, etc.) menos los estrictamente necesarios (supermercados, farmacias) tuvieron que echar el cierre. La gran fuente de ingresos, que es el turismo en muchos países del mundo, se secó de repente, pues la movilidad estaba prohibida y en las primeras fases del confinamiento se pidió a todo el mundo que solo saliera a comprar lo básico y las menores veces posibles.

En este tema fue clave la intervención más o menos acertada de cada gobierno estatal de capear el temporal laboral de su ciudadanía. Las ayudas estatales ayudaron a mucha gente a, al menos, no quedarse sin ninguna fuente de ingresos durante el confinamiento y el teletrabajo a través de aplicaciones como Zoom (una de las grandes "beneficiadas" de la pandemia. Las acciones de la compañía han crecido hasta un 60 mil %, pasando (0,01 dólares) a cambiarse a seis dólares. Como era de esperar, no ha faltado quien haya visto a Zoom como uno de los "tentáculos del poder oscuro" responsable de la generación del Covid-19. Oportunamente nos ocuparemos de ello.

En países con economías fuertes la tasa de desempleo no subió demasiado, como por ejemplo en Japón (del 2,4% al 3%), Alemania (3,2% al 3,9%) o el Reino Unido (3,8% al 4,8%), pero en economías menos boyantes el drama del paro fue y sigue siendo otro efecto muy negativo de la pandemia del coronavirus. Italia, ya con una tasa del 10% subió hasta casi el 13% en el mes de abril. Colombia venía del 12% y se fue hasta el 15%.

Y mención aparte merece Estados Unidos, una de las economías más potentes del mundo (si no la que más), que pasó de un 4,4% en marzo a un 15% a fecha de hoy, su nivel más alto de desempleo desde 1948. En total, el gobierno de Donald Trump ha visto como se perdían más de 20 millones de puestos de trabajo en cuestión de meses.

Por sectores y en líneas generales, las mujeres se han visto más afectadas que los hombres, un 9,1% global frente a un 7,9%. Los jóvenes entre 15 y 24 años fue el tramo de edad más afectado por la crisis, llegando a cuotas del 18%.

Caso aparte son los autónomos (y también la mayoría de pymes), pues todos aquellos no dados de alta cuando se declaró el estado de alarma no han podido acogerse a las ayudas estatales en muchos países y han tenido que asistir con desesperación al cese total de su actividad hasta nueva orden. Igualmente, la mayoría de autónomos, sobre todo los del tipo fijo discontinuo (que vinculan su actividad de temporada a la época estival) han tenido que quedarse en casa de brazos cruzados ante el cese total de las actividades a las que se dedicaban.

En el mes de mayo la situación empezó a revertirse al mismo tiempo que el desconfinamiento se convertía en una realidad en muchos países, pues la movilidad, aunque reducida, se empezaba a permitir y muchas empresas y comercios pudieron volver a subir la persiana y volver a contratar trabajadores. Un baremo útil que da pie a la esperanza es el de la aplicación Linkedin, la más grande del mundo dedicada a la búsqueda de empleo. Según sus datos, los despidos o ceses temporales o indefinidos de actividad cayeron casi al 70%a mediados del mes de abril, un mínimo histórico, en una muestra de países como Francia (-73%), Brasil (-60%), Estados Unidos (-40%) o Australia (-35%), mientras que otros capeaban mejor la tormenta pandémica como China (-20%). A principios de julio Linkedin informaba que la actividad en su página seguía subiendo para mantenerse de nuevo entre sus números de antes de la crisis y de hecho se espera que herramientas como esta se utilicen aun más visto el panorama de desempleados.

EL FANTASMA DE LA RECESIÓN

Cuando la economía crece es a causa de que se genera más riqueza y más nuevos trabajos. Se mide a través del cambio de porcentaje en el producto interior bruto de cada país o el valor de los bienes y servicios que se producen, normalmente en plazos trimestrales o a lo largo de todo un año. Pero el FMI (Fondo Monetario Internacional) cree que la economía mundial va a reducirse un 3% (o más) este 2020 y sus previsiones dicen que va a ser una crisis aun peor que el "crack" del 1929 que desembocó en la Gran Depresión de la década de los años treinta del siglo pasado.

Eso en números globales, porque según cada país, la cosa puede ser mucho peor. En países de economías débiles o precarias como Egipto o México las previsiones son de caídas de hasta el 15%, pero a países más boyantes tampoco les va a ir mejor. La mayoría del continente americano (norte y sur, con países como Canadá, Estados unidos, Argentina o Brasil) van a tener caídas de hasta el 5 o el 10%, al igual que la mayoría de los países europeos. Las previsiones para Rusia son más o menos las mismas. En Asia, Japón también espera una caída significativa de su economía. China e India parece que aguantarán en cotas del 2,5%, mientras que Australia y Nueva Zelanda quizá se vean menos afectadas y no alcancen el 2%.

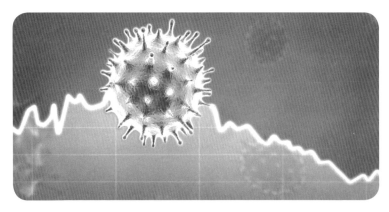

Covid-19 generará una crisis peor que la del "crack" de 1929.

A este fenómeno de reducción y freno de la economía se le llama *recesión*, y la crisis del coronavirus nos va a sumir en una como quizá no se haya visto antes en la historia moderna de este planeta. Para este factor va a ser clave cómo se haya gestionado la pandemia, pues ya se está viendo que los países que han capeado mejor el temporal se recuperarán más rápido, mientras que en otros donde ha golpeado más duramente, como Italia o Brasil, por ejemplo, se espera que la recuperación sea mucho más lenta.

EL PRECIO DEL PETRÓLEO, EN CAÍDA LIBRE

Uno de los marcadores más importantes de la economía mundial lo marca el precio del barril de crudo, que ya estaba bajo antes de la pandemia y que alcanzó el precio más bajo en los últimos 18 años, por debajo de 20 dólares el barril.

Con el confinamiento de la población mundial y la prohibición de viajar, la demanda de combustible cayó en picado alcanzando el mes de mayo esos históricos 20$. Con la apertura de comercios y oficinas, la de fronteras y la restauración de vuelos comerciales de nuevo entre países, el precio se volvió a estabilizar en julio a 40 dólares el barril, lejos aún de los 65 que costaba a principios de 2020.

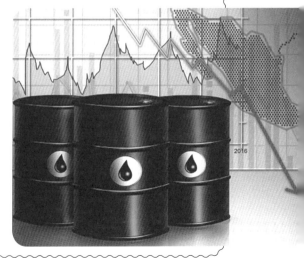

Esto se hunde: la economía española

Según las cifras publicadas por el Banco de España, nuestro país experimentó una fuerte disminución de la actividad económica ya durante las dos primeras semanas de confinamiento por el coronavirus. Como resultado de las estrictas medidas de bloqueo implementadas para contener la propagación de Covid-19, hubo una caída del 34% en la producción entre el 16 y el 31 de marzo. En ese mismo periodo la eurozona cayó un promedio del 21%. De las grandes economías europeas, solo Italia y Francia se vieron igualmente afectadas por la pandemia. Alemania, que adoptó medidas menos estrictas, experimentó una disminución del 13% en la actividad económica. El sector de servicios, que incluye la venta minorista, alojamiento y alimentación, recibió el mayor golpe en toda la zona euro (26%) como resultado de las restricciones de movimiento y el cierre de muchas empresas. Pero el impacto en la actividad de los servicios, pues nuestra economía depende en buena medida de este sector, sobre todo en lo relativo al turismo, fue notablemente superior al promedio en España, alrededor del 50%. Las actividades artísticas, el ocio y otros servicios, que también tienen más peso en España que en otras economías de la zona euro, disminuyeron un 73% durante las últimas dos semanas de marzo. Uno de los puntos más débiles del sistema español son los numerosos trabajadores con contratos estacionales que no se beneficiaron del esquema de licencia ERTE, y el hecho de que el 95% de las empresas españolas son pequeñas y medianas empresas (PYME), y que por lo tanto han tenido más difícil sobrevivir al bloqueo que los más grandes.

El gobierno español baraja los datos que el PIB retroceda un 9,2% para el año 2020 en su conjunto (disminuyó un 5,2% en el primer trimestre, según el Instituto Nacional de Estadística, una cifra lamentablemente histórica). Si hay una nueva ola de transmisión de coronavirus, el impacto podría aumentar al 15%. Aunque se espera que 2021 traiga una recuperación sostenida de más del 6.5% del PIB.

La crisis, como vemos, ha sido y va a ser dura en lo económico, pero no todo son malas noticias, pues las medidas adoptadas por los gobiernos para hacer frente a la pandemia han sido en su mayoría rápidas y acertadas, como si de verdad hubiéramos aprendido algo de tiempos pasados. Para hacer un paralelismo, la economía ha tenido un accidente imprevisto pero los servicios de emergencia han llegado a tiempo, estaban bien preparados y sabían perfectamente qué hacer para salvar la vida del paciente. Pero en un servicio de urgencias al uso se intentaría salvar a todos los pacientes, y en esta ocasión se ha priorizado mantener la supervivencia de unos accidentados en detrimento de otros, en este caso empresas y puestos de trabajo que antes de la crisis tenían suficientes expectativas de ser viables. Otros "pacientes" no han tenido tanta suerte y no han recibido las ayudas que otros sí han podido aprovechar para salir adelante.

Ahora, el reto de la vuelta a la normalidad o, como también se ha llamado, a la "nueva normalidad", es conservar la actividad de esas empresas en teoría solventes y la recuperación de la actividad económica habitual. Está por ver si las ayudas, las financiaciones a largo plazo y sobre todo los aplazamientos de pagos de impuestos en esta fase de transición podrán ser absorbidos paulatinamente por aquellos beneficiados y la manera en que el estado gestione esta situación será clave para una vuelta progresiva a la estabilidad. Países como el nuestro, de economía frágil (ni precaria ni demasiado boyante) dependen que el sector público tenga capacidad de maniobra, que viene marcado por la cantidad de deuda pública que soportan. Ya era elevada antes de la pandemia, y se prevé que se disparará inevitablemente. Para ello dependeremos, como viene siendo habitual, de las ayudas europeas y de cómo se inviertan, que será una de las claves en el inmediato futuro económico de nuestra piel de toro.

Con todo lo anterior vemos que la capacidad de un microorganismo en destrozar no solo vidas de forma directa a través de la muerte sino de su sistema económico vital es brutal. Pero veamos el lado bueno de las cosas, muchas empresas han crecido exponencialmente el doble o el triple que la media "gracias" a la pandemia. Otras muchas han modificado sistemas de producción, han abierto nuevas líneas de negocio y, como siempre están las que se han "reinventado" casi al 100%.

Si hay algo que parece claro es que se ha abierto la puerta a modelos de producción que estaban semialetargados y que ahora se convierten en una necesidad, como sería el caso del teletrabajo. Pensar en global a veces cuesta pero… ¿podría darse el caso que fuera necesario cambiar radicalmente algunos modelos de producción y la pandemia fuera el detonante o la "mejor" solución para lograrlo? ¿Somos conscientes del gran beneficio que han obtenido muchas empresas 4.0 con Covid-19? ¿Somos conscientes de con qué grado de "normalidad" estamos viviendo que muchos profesionales nos atiendan por teléfono, por vídeo conferencia y que estén trabajando desde su casa con el ahorro empresarial que ello supone? ¿Y si buena parte de todo esto hubiera estado orquestado por hilos invisibles para lograr un cambio radical en la sociedad económica global?

Pensemos en grande, pensemos a nivel global en los intereses económicos mundiales. No pensemos en pequeño, en la pequeña tienda de al lado de casa o en una PYME, pensemos en los mercados mundiales. Es cierto que muchos y de gran peso como el de las compañías aéreas se ha visto resentido pero ¿se ha puesto en marcha una operación financiera y económica a gran escala para lograr fines que todavía no alcanzamos a imaginar? ¿Estamos a las puertas de una nueva forma de ver y entender la economía? ¿De una nueva forma de producir y trabajar? Toda "evolución" precisa de una extinción y esta parece que ya está en marcha.

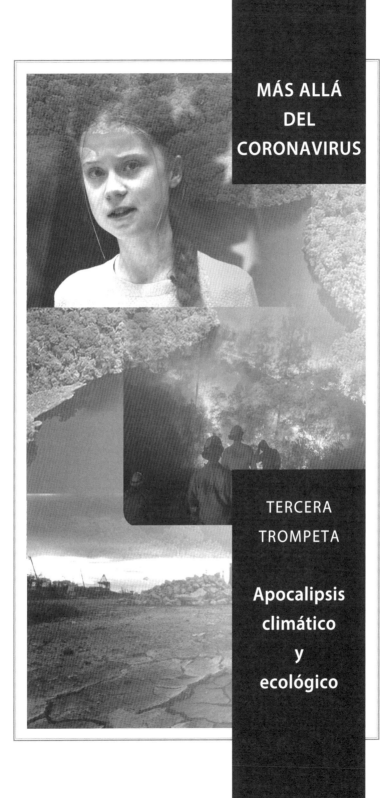

MÁS ALLÁ
DEL
CORONAVIRUS

TERCERA
TROMPETA

Apocalipsis
climático
y
ecológico

¿Y si nosotros somos el virus? ¿Y si nosotros somos el agente propiciador de la extinción? Las voces de alarma sobre la posibilidad de que la humanidad termine extinguida por culpa de nuestra acción sobre el planeta hace años que suenan. No es una teoría descabellada. Aquello que muchos profetas y visionarios manifestaron como "rayos del sol abrasador", "engullidos por las aguas", "tiempos de oscuridad total con el aire quemando los pulmones" y que hoy vinculamos con el agujero de la capa de ozono, la climatología adversa el deshielo de los polos o la contaminación, parece estar cada vez más cerca. Bueno, parecía. ya que "gracias" a la pandemia el medioambiente ha vivido ligeros cambios que parecen un canto a la esperanza.

Cuando hablamos de pandemia mundial es difícil pensar en que haya algún efecto positivo que salga de esta situación, pero mientras todo el planeta anda preocupado por los contagios, las cifras de mortalidad, el impacto social y económico, etcétera, hay alguien, mejor dicho, algo, que está disfrutando sus mejores momentos de los últimos tiempos: el medioambiente.

Debido al confinamiento de la mayoría de seres humanos en los meses de marzo, abril y mayo (algunos países más, otros menos), los efectos positivos en el medioambiente no se han hecho esperar. El aire y el agua están más limpios e incluso se han podido ver a muchos animales salvajes aprovechar las ciudades solitarias para pasearse por donde nunca ha sido posible para ellos.

Los efectos han sido comprobados y se puede ver en fotos por satélite cómo la atmósfera ha quedado más limpia durante el confinamiento, sobre todo en grandes ciudades con enormes concentraciones de CO_2 que se han visto reducidas al verse cortado de raíz el tráfico de vehículos de motor, el tráfico aéreo y la actividad de la industria. En ese periodo de tres meses el índice de CO_2 se ha visto reducido de 38 toneladas por año a 33, lo que supone el índice más bajo de toda la década. En Barcelona, por ejemplo, se registró en mayo el índice más limpio del aire de la ciudad desde los años noventa del siglo pasado.

Los efectos se ven a simple vista y la comunidad científica así lo ha demostrado comparando las imágenes de satélite de lugares como la ribera del Ganges en la India o la ciudad italiana de Venecia antes y después del confinamiento. El resultado es tan obvio como espectacular, aire más respirable y limpio, el agua menos contaminada, lo que demuestra a los negacionistas del cambio climático que el ser humano con su actividad se está cargando el medioambiente a pasos agigantados y que una pequeña pausa en las actividades más contaminantes le da un respiro al planeta para poderse recuperar.

El cambio climático se ha convertido en un tema de debate a escala mundial desde hace tiempo y mucha gente ha tomado cartas en el asunto contra los gobiernos y corporaciones que siguen contaminando a espuertas sin preocuparse del mañana. Activistas como Greta Thunberg han sacado a la gente a la calle y han exigido soluciones ahora para mantener nuestro planeta en niveles habitables tomando medidas para un medioambiente sostenible. Y es que las predicciones son terroríficas. Si el ser humano sigue contaminando el planeta al ritmo actual (o el de antes de la pandemia mundial), puede que lo de llevar mascarilla sea una broma comparado con la máscara integral con filtro que tengan que llevar nuestros nietos antes de que acabe el siglo.

UN FUTURO CALIENTE

Vivimos gracias a un invernadero virtual que se encarga de filtrar y retener la energía solar. Nuestro particular invernadero, que es la atmósfera, está compuesto de una capa natural formada de vapor de agua, CO_2 y gas metano. No solo nuestra vida, sino toda la del planeta, depende de que dichos elementos se encuentren en perfecto estado.

A veces pareciera que los expertos en climatología pretenden que tengamos miedo. Sin embargo, como afirmó el catedrático de la Universidad de Castilla-La Mancha y experto en clima Manuel Castro: «no es cuestión de tener miedo, pero debemos tener más y mejor información para mitigar los efectos del calentamiento global y adaptarnos a los cambios climáticos».

Castro no habla por hablar. Lo cierto es que los estudios realizados al respecto de la evolución del llamado cambio climático, pueden estremecernos. Hablamos casi cada día de él, oímos su nombre en las noticias o en las redes cada dos por tres, pero ¿qué es el cambio climático?

Básicamente cuando hablamos de cambio climático nos estamos refiriendo a que la temperatura media del planeta está subiendo paulatinamente debido al impacto de la actividad humana contaminante. Los datos son inequívocos. Los gases de efecto invernadero liberados por las actividades humanas son los responsables de la mayor parte del calentamiento observado en el último medio siglo. Se prevé que el calentamiento continúe y aumente a lo largo del siglo XXI. Y más allá.

El clima de la Tierra está marcado por muchos factores, sobre todo por la cantidad de energía proveniente del Sol, pero también por factores como la cantidad de gases de efecto invernadero y aerosoles en la atmósfera y las propiedades de la superficie de la Tierra, que determinan cuánta de esta energía solar es retenida o reflejada de vuelta al espacio. Las concentraciones atmosféricas de gases de efecto invernadero como el dióxido de carbono (CO_2), el metano (CH_4) y el óxido nitroso (NO_2) han aumentado significativamente desde el comienzo de la Revolución industrial. Esto se debe principalmente a la quema de combustibles fósiles, el cambio de uso de la Tierra y la agricultura. Por ejemplo, la concentración atmosférica de dióxido de carbono ahora es mucho más alta que en los últimos 650.000 años y ha crecido más rápido en los últimos diez años que desde el comienzo de las mediciones continuas, alrededor de 1960. Es muy probable que, en general, las actividades humanas desde 1750 hayan tenido un efecto de calentamiento global en la Tierra.

Según un informe de la Agencia Europea del Medio Ambiente, la variación climática ya ha comenzado hace unos en el viejo continente, y lo hace en forma de tormentas más intensas y con mayor potencia en las descargas eléctricas. Se manifiesta también mediante una meteorología extrema capaz de hacernos pasar, en pocos días, de un periodo de terrible frío a otro de notable calor. Otro de los efectos que se están observando en la Unión Europea son graves inundaciones producidas por tempestades breves pero de gran intensidad y, al tiempo, terribles sequías.

El cambio climático ya tiene un impacto mesurable en la naturaleza y en los seres humanos. Se prevé que los efectos aumenten en el futuro y sean más severos con mayores aumentos de temperatura. Se están implementando algunas medidas y serán esenciales para abordar las consecuencias, pero hay un límite para la adaptación y también se necesitarán medidas de mitigación para reducir la gravedad de los impactos.

Esas medidas de mitigación que han de reducir las emisiones de gases de efecto invernadero pueden ayudar a evitar, reducir o retrasar muchos impactos del cambio climático. En este tema la política de cada país o, si nos ponemos de acuerdo de una vez, la política mundial, podría crear incentivos para que los productores y consumidores inviertan significativamente en productos, tecnologías y procesos que emiten menos gases de efecto invernadero.

Sin nuevas políticas de mitigación, las emisiones globales de gases de efecto invernadero continuarán creciendo en las próximas décadas y entonces ya necesitaremos rápidas inversiones mundiales y el despliegue de tecnologías de mitigación, así como la investigación de nuevas fuentes de energía para lograr una estabilización de la concentración de gases de efecto invernadero en la atmósfera. O dicho de otra manera, ya será casi demasiado tarde...

El informe de climatología de la AEMA (Agencia Europea del Medio Ambiente) asegura que la temperatura se ha incrementado en Europa, en los últimos cien años, un promedio de 0,9 grados.

En este siglo XXI se espera que la temperatura media global del planeta aumente en aproximadamente 0,2°C por década durante las próximas dos décadas. Las continuas emisiones de gases de efecto invernadero en las tasas actuales o superiores causarán un aumento adicional de las temperaturas globales y muchos otros cambios climáticos durante el siglo XXI.

Las mejores estimaciones para el aumento de las temperaturas globales proyectadas desde la década de 1980 hasta finales del siglo XXI varían de 1,8°C a 4°C.

Se espera que el promedio mundial del nivel del mar aumente entre 18 y 59 cm para finales de siglo y se calcula que el calentamiento será mayor sobre la Tierra y en las altas latitudes del norte y más pequeño sobre el Océano Austral y partes del Océano Atlántico Norte. Otros cambios proyectados incluyen la acidificación de los océanos, la reducción de la capa de nieve y el hielo marino, olas de calor más frecuentes y fuertes precipitaciones, ciclones tropicales más intensos y corrientes oceánicas más lentas.

El calentamiento y el nivel del mar causados por las actividades humanas continuarán durante siglos, incluso si se estabilizaran las concentraciones de gases de efecto invernadero. Si el calentamiento persiste durante muchos siglos, podría conducir a un derretimiento completo de la capa de hielo de Groenlandia, aumentando los niveles globales del mar en aproximadamente siete metros.

De nuevo la Agencia Europea del Medioambiente, cual nefasta profetisa nos vaticina:

- Notable aumento del calentamiento para los próximos años en Rusia occidental, Grecia e Italia.

- Incremento de las sequías, de los incendios forestales y de las olas de calor en todo el sur de Europa.

- El frío extremo de los inviernos puede desaparecer en el 2080. Paralelamente se prevé que los veranos serán un 10 por ciento más cálidos que los actuales.

- Dos de cada tres catástrofes europeas vendrán provocadas por efectos meteorológicos como inundaciones (fruto de lluvias torrenciales), granizadas muy intensas, sequías y olas de calor.

- Alarmantes niveles de retroceso de los glaciares de ocho de las nueve regiones europeas que los contienen, con una previsión de retroceso superior a la de los últimos 5.000 años.

- Incremento de la velocidad de ascenso del nivel del mar. El ritmo de subida de las aguas, que hasta la fecha es de entre 0,8 y 3 milímetros por año, se multiplicará al menos por cuatro.

Pero no hace falta proyectarnos mucho más adelante en el futuro. Los efectos del cambio climático ya son palpables en muchos sistemas naturales. Por ejemplo, se observa cada vez más que la nieve y el hielo se están derritiendo y el suelo helado se está descongelando, los sistemas hidrológicos y biológicos están cambiando y en algunos casos se están interrumpiendo, las migraciones están comenzando antes y los rangos geográficos de las especies se están desplazando hacia los polos.

Es más que demostrable que estos efectos estén relacionados con la influencia humana en el clima. Algunos impactos no previstos previamente del cambio climático apenas comienzan a ser evidentes, como es el deshielo de los glaciares, que puede amenazar los asentamientos de cadenas montañosas y los recursos hídricos. Y los daños asociados con las inundaciones costeras están aumentando paulatinamente.

El calentamiento del clima global es incuestionable por mucho que aun haya negacionistas al respecto, sobre todo los más interesados en que su modelo de negocio, basado en provechosos beneficios sin tener en cuenta lo contaminante de sus acciones, no se vaya al garete. Hay muchas observaciones sobre el aumento de la temperatura del aire y del océano, el deshielo generalizado de los glaciares y el aumento del nivel del mar.

El ser humano está diseñado como especie para vivir sin problema alguno y con una cierta comodidad entre 17 y 31 grados. No es menos cierto que algunos humanos viven en lugares con temperaturas extremas, tanto positivas como negativas, siendo los dos extremos las tribus nómadas bereber y tuareg, así como las nepalíes e inuit. Pero volvamos a la mayoría. El aumento brusco de temperatura, como el que produce una ola de calor, genera un aumento de la temperatura corporal, que puede llegar a alcanzar los 40 grados, provocando cortes de digestión, vómitos y, en personas de riesgo, infartos de miocardio.

Según Christoph Schar, del Instituto Federal de Tecnología de Suiza, el Sol seguirá abrasándonos durante los próximos años: «Las simulaciones que hemos efectuado hasta la fecha demuestran que uno de cada dos veranos europeos serán tanto o más cálidos que los padecidos entre 1995 y 2006».

El período que va desde 1995 a 2006 se encuentra entre los 12 años más cálidos jamás registrados desde que se miden las temperaturas de la superficie global (1850). En ese tiempo los fallecimientos a causa del calor han rondado los 25.000 casos. En los últimos 100 años, la temperatura global ha aumentado en 0,74°C. El nivel global del mar aumentó 17 cm durante el siglo xx, en parte debido al derretimiento de la nieve y el hielo de muchas montañas y en las regiones polares. También se han observado más cambios a nivel local, incluidos los de las temperaturas y el hielo del Ártico, la salinidad de los océanos, los patrones de viento, las sequías, las precipitaciones, la frecuencia de las olas de calor y la intensidad de los ciclones tropicales.

Las temperaturas del último medio siglo son inusuales en comparación con las de al menos los 1.300 años anteriores. La última vez que las regiones polares se mantuvieron significativamente más calientes que ahora durante un período muy extenso (hace 125.000 años), el nivel del mar aumentó de cuatro a seis metros. Y todo esto se debe a las emisiones humanas de gases de efecto invernadero causadas por la actividad humana descontrolada.

LA MÁQUINA DEL JUICIO FINAL

¿El cambio del clima es un proceso "natural" fruto de nuestra actividad o hay una mano negra encargada de provocarlo para obtener interesantes beneficios? ¿Existe una silenciosa guerra climática?

A priori la manipulación del clima es algo que todo el mundo niega, por supuesto para muchos responsables del gobierno de EE.UU. es una gran mentira. Una leyenda urbana que, sin embargo, le preocupa y mucho a los estamentos militares, a los servicios de seguridad y a los gobiernos no aliados de los americanos. Es mentira, de acuerdo, pero veamos este texto:

¿Es el sueño de un visionario? No, estas palabras forman parte de un documento, teóricamente secreto, redactado nada más y nada menos que por un comisionado de expertos militares estadounidenses, vinculados a la universidad de las fuerzas aéreas americanas. ¿El objetivo? Informar a las más altas esferas gubernamentales de sus avances en la manipulación climática.

En realidad el proyecto recibió el nombre de "The Doomsday Machine" algo así como la má-

> «La habilidad de generar precipitaciones, nieblas, tormentas o la producción de climas artificiales pueden incrementar el conocimiento tecnológico, la riqueza y el poder de Estados Unidos, o degradar el de sus adversarios. Formará parte de la seguridad doméstica e internacional».

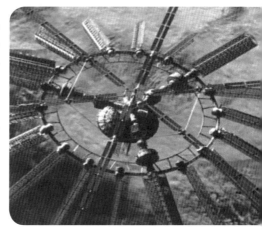

El programa Haarp permite realizar tomografías en la Tierra para detectar la presencia de armas nucleares.

quina del juicio final y es el simpático apodo que le puso a un artilugio desarrollado por científicos y expertos en clima del gobierno americano: un mega calentador ionosférico capaz de alterar el clima y, teóricamente, prácticamente perfecto para crear una meteorología a la carta.

El conjunto de máquinas que componen el programa de investigación de "Aurora Activa de Alta Frecuencia" cuyas siglas en inglés son Haarp en realidad son entre otras cosas nada menos que 360 antenas de unos 20 metros de altura que están conectadas, entre otras cosas, a algo parecido a un gigantesco microondas y que son capaces de emitir cargas electromagnéticas a la atmósfera. Su radio de acción alcanza la ionosfera, es decir, alrededor de los 80 kilómetros de distancia. Por cierto, la ionosfera es la zona atmosférica que refleja las ondas de radio que se emiten desde la Tierra, permitiendo que viajen a largas distancias...

¿UN PROGRAMA MILITAR CON FINES PACÍFICOS?

Teóricamente, el programa Haarp (que no existe) pese a contar con tecnología y presupuestos militares, se creó con fines pacíficos. Su objetivo era, además de analizar a fondo el clima, facilitar y mejorar las comunicaciones. Claro que el Haarp, poco a poco, fue descubriendo otras aplicaciones, curiosamente en el terreno militar. Mejoraba las comunicaciones entre los submarinos nucleares que EE.UU. tiene repartidos por todo el mundo y sus bases de control. Permitía realizar tomografías en la Tierra para detectar la presencia de armas nucleares y... facultaba al ejército para alterar y bloquear las comunicaciones de sus enemigos.

¿Sabemos de verdad que pueden hacer las antenas del Haarp? Tienen la capacidad de calentar la ionosfera hasta tal punto que pueden provocar un agujero de 50 kilómetros de diámetro. Y claro, eso no es agujerear una nube. La ionosfera es una delicada capa atmosférica que tiene la misión de protegernos de las radiaciones cósmicas y de los rayos solares, los ultravioleta, los equis y los gamma entre otros. Emitiendo con el Haarp los científicos, antes de afirmar que el plan de manipulación del clima tenía fines militares, filtraron que agujereaban la ionosfera para averiguar de qué manera respondían los gases que hay en ella y cómo se recuperaba tras haber sido agujereada. Lo malo es que este experimento afecta al planeta de forma global, tanto que incluso desde distintos estamentos oficiales americanos se criticó este tipo de experimentación. Una de las voces más discordantes fue la de Richard Williams de la Sociedad Americana de Física quien aseguró que las pruebas de emisiones del Haarp eran poco menos que "un acto de vandalismo global".

¿Cocer o enriquecer? Los investigadores del proyecto Haarp se han decantado por ambas opciones. Pueden calentar la ionosfera agujereándola y al tiempo, utilizarla como un gigantesco espejo que rebota las ondas. De manera que solo hace falta calcular la reflexión para saber dónde hay que lanzar la descarga y esperar que la naturaleza se ocupe del desvío. Analistas militares dijeron de este invento que: «brinda la capacidad de colocar cantidades de energía sin precedentes en la atmósfera planetaria, en ubicaciones estratégicas, de una manera mucho más precisa y mejor controlada que lo que hasta ahora se ha logrado por la técnica anterior, específicamente por las detonaciones de bombas nucleares de diferentes magnitudes en diferentes alturas...»

Pero claro, el artilugio o conjunto de máquinas Haarp, que por cierto no se sabe exactamente dónde están ni si hay varias bases en el mundo que contengan tecnología similar, muy buenas no pueden ser. Retomemos su apodo ¿por qué se llaman aparatos del juicio final? Solo hace falta ver algunos de sus efectos ya probados para hacernos una idea. Esto es lo que nadie reconoce que puede hacer el Haarp:

- Manipular el clima alterando la ionosfera, provocando notables aumentos de temperatura allí donde se practica un agujero ionosférico.

- Alterar la fenomenología meteorológica mediante la manipulación las corrientes y los vientos de la alta atmósfera.

- Provocar la descongelación acelerada de glaciares, (¿recordamos los grandes intereses de los gobiernos en abrir una nueva ruta marítima en el ártico?) incrementar el poder sobre los mares y océanos, pudiendo intervenir en el control de los oleajes y corrientes marítimas.

- Generar alteraciones psíquicas y conductuales en grandes núcleos de población humana o animal mediante la variabilidad climática, las altas y bajas presiones y la radiación electromagnética. La cosa no está solo en cambiar el clima al antojo, sino en atacar a la población humana mediante el uso de radiaciones energéticas. Las antenas del Haarp pueden emitir en la misma frecuencia que nuestro cerebro, esto es 7,8 hertzios por segundo, consiguiendo generar desorientación o vértigo e incluso aparición de alucinaciones. En casos extremos una alteración de las ondas puede producir desde dolores de cabeza o migrañas hasta graves desajustes de los ritmos cardíacos.

Y POR SI TODO LO ANTERIOR FUERA POCO...

Un informe ultrasecreto de EE.UU. que cayó en "malas manos" aseguraba que el Haarp era perfecto para los intereses del país promotor del nuevo orden mundial: «Podríamos estar ante el arma "preventiva" por excelencia. Se puede utilizar tanto contra países enemigos como contra países amigos, pero sin su consentimiento... Podría también provocar estragos en los mercados mundiales de granos y en los mercados financieros. Dicha destrucción de la agricultura de los países atacados crea una gran dependencia de la ayuda alimenticia y de la importación de granos de Estados Unidos... Este tipo de arma silenciosa, directa, rápida y efectiva. Se lanza a distancia y permite acabar de una forma segura con los enemigos del eje del mal».

Teóricamente el Haarp no está operativo, "solo" está en fase de pruebas. La versión oficial del "para qué" siempre es la misma: analizar las comunicaciones y prevenir ataques enemigos. Pese a que el gobierno americano niega que la suya pueda ser una nueva arma de destrucción masiva, mucho más potente que una bomba nuclear, cada vez hay más preocupación global, básicamente porque con el Haarp se podría provocar una guerra climática.

EL IMPACTO INMINENTE
DEL CAMBIO CLIMÁTICO

Dejemos a un lado el programa Haarp. Supongo que lo que ocurre es un "hecho normal", a pesar de eso, son muchos los frentes de destrucción y adversidad que nos abre un cambio climático global. La cosa no pasa solo por una elevación de la temperatura o por padecer catástrofes meteorológicas puntuales.

De entrada se prevé un aumento de la contaminación, seguido de una desertización en masa, acompañado de la destrucción de hábitat naturales, y aderezado todo ello con la pérdida de la diversidad biológica. Las especies animales deberán buscar nuevas zonas en las que poder seguir viviendo y, como contrapartida de todo ello, el ser humano deberá replantear y reorganizar su búsqueda de recursos naturales. Los apocalipsis bíblicos se quedan en un juego de niños con este panorama. Veamos el detalle.

Impacto global en la población humana: Al empeorar notablemente el clima, el ser humano se verá directamente afectado, al igual que todos los recursos que este necesita. Desde un punto de vista geopolítico, es tanto como decir que muchas naciones deberán cambiar sus políticas económicas y sociales. Los recursos tendrán que buscarse en otros lugares a riesgo de nuevas guerras y conflictos internacionales. Todos ello sin contar con lo que supondrán la amenaza y los efectos de una climatología cada vez más adversa y extrema en sus manifestaciones.

A nivel mundial, el potencial para la producción de alimentos podría aumentar si las temperaturas promedio locales aumentan de 1 a 3°C, pero disminuiría si las temperaturas aumentan aún más.

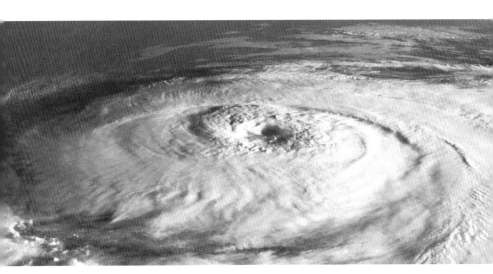

El programa Haarp puede suponer una amenaza para la climatología de la Tierra.

¿SE MANTENDRÁ LA AGRICULTURA?

Por suerte siempre hay un resquicio de esperanza. En principio, aunque el rendimiento agrícola se verá afectado en todo el mundo, la verdad es que afectará más al Tercer Mundo que al mundo industrializado. Las zonas más al norte tendrán más temperatura, lo que favorecerá un aumento de la fotosíntesis. Otro tema será cómo regar en las terribles épocas de sequía o cómo salvarlas de tornados, lluvias torrenciales, etc.

Por tanto, el apocalipsis en la agricultura sobrevendrá en los países de latitudes bajas, los que están más al sur y suelen ser más pobres. La reducción de la agricultura, la dificultad para adaptarse a las nuevas climatologías y el aumento de la sequía generarán más pobreza, más hambre, más enfermedades y, por supuesto, peor calidad general de vida.

Para la pesca y la acuicultura se prevé que un calentamiento continuo tendrá efectos muy adversos. La productividad de la madera comercial en todo el mundo aumentará moderadamente a corto y mediano plazo, con una gran variabilidad regional. Pero no olvidemos que más calor y mayor sequía generan más riesgos de incendio forestal. Es cierto que muchas veces es la mano del hombre quien está tras un incendio, pero las tormentas eléctricas, cada vez más frecuentes y aparatosas, pueden hacer lo mismo.

La desertización ya está en marcha, y se calcula que a medio plazo puede hacer desaparecer en torno a un 65 por ciento de los bosques boreales, es decir, una franja de coníferas que se extiende por América del Norte, Europa y Asia. Una franja que prácticamente cubría la mitad norte del planeta con pinos y abetos antes de la explotación y los asentamientos humanos.

LAS AGUAS ASESINAS Y DEVASTADORAS

Vivir en la costa va a resultar menos agradable que hasta ahora. Los más próximos al agua estarán expuestos a riesgos crecientes como la erosión costera debido al aumento del nivel del mar. Los ecosistemas costeros como los arrecifes de coral, los humedales y los manglares se verán afectados negativamente. Se proyecta que muchos millones más de personas se van a ver afectadas por inundaciones cada año, particularmente en áreas bajas densamente pobladas. La adaptación en las regiones costeras será más difícil para los países en desarrollo, especialmente en los mega-deltas de Asia y África.

A mayor calor, menos hielo. A medida que aumenta la temperatura se produce una aceleración en el derretimiento de los hielos polares, el agua dulce invade la salada, queda afectada la temperatura natural del agua y, por supuesto, aumenta el nivel de los océanos.

Las temperaturas alrededor de la Antártida han aumentado espectacularmente durante los últimos años. En la actualidad, el promedio es de 2,5 grados más que la temperatura media que había en la década de los cincuenta.

En la Patagonia, el glaciar Frías, situado en el monte Tronador, está cambiando. Desde 1850 fue retrocediendo a una velocidad aproximada de 2,5 metros por año. A partir del calentamiento del planeta, desde el año 1986 el gran glaciar se está reduciendo 37 metros por año. La velocidad de desaparición de este glaciar es equiparable con lo que ocurre a muchos otros en el mundo.

La desaparición de los glaciares implica más agua dulce corriendo, es cierto. Lo malo es cuando corre a su libre albedrío e invade zonas que hasta la fecha eran secas, o termina por invadir zonas de cultivo. Un ejemplo de ello sucedió en Nepal donde un lago de un glaciar se desbordó en 1985, derramando un muro de agua de 15 metros que ahogó a muchas personas y arrasó viviendas.

Un cambio climático con enfermedad

Para las industrias, asentamientos y sociedades, se espera que los efectos netos del cambio climático sean más negativos cuanto mayor sea este. Las comunidades pobres serán especialmente vulnerables, particularmente aquellas concentradas en áreas de alto riesgo como las zonas costeras bajas. Los costos económicos y sociales de los fenómenos meteorológicos extremos aumentarán sustancialmente en las zonas donde se vuelven más intensos o más frecuentes.

Las consecuencias del cambio climático afectarán la salud de millones de personas, particularmente aquellas que tienen una menor capacidad de adaptación. En algunas zonas del planeta a corto y medio plazo, las enfermedades infecciosas se triplicarán Los impactos incluyen:

- Aumentos en la desnutrición.

- Incremento de enfermedades (especialmente relacionadas con el consumo de aguas contaminadas), lesiones y muertes debido a olas de calor, inundaciones, tormentas, incendios y sequías.

- Aumento mundial de hasta 80 millones de casos de malaria antes de 100 años.

- Las dolencias como la Leishmaniosis, así como otras fiebres transmitidas por mosquitos y garrapatas, se extenderán a zonas que hasta la fecha estaban a salvo. España y Portugal serán dos de los países más afectados.

- Enfermedades como el dengue o la encefalitis del Nilo occidental son solo dos de las enfermedades infecciosas que se prevé se extiendan por Europa, aunque a corto plazo no se espera que se conviertan en endémicas.

- Mayor frecuencia de problemas debido a mayores concentraciones de ozono a nivel del suelo relacionadas con el cambio climático.

Impacto en el medio natural

A lo largo del siglo XXI, se proyectan muchos impactos en una variedad de sistemas naturales si no se toman medidas para mitigar el cambio climático.

Es probable que la disponibilidad de agua y el caudal de los ríos aumenten en latitudes altas y en algunas áreas tropicales húmedas y disminuyan en algunas regiones secas en latitudes medias y en los trópicos secos. Las sequías afectarán áreas más grandes y más numerosas, mientras que las precipitaciones intensas más frecuentes aumentarán el riesgo de inundaciones. Se espera que la cantidad de agua almacenada en los glaciares y la nieve disminuya, reduciendo la disponibilidad de agua en las regiones donde actualmente vive un sexto de la población mundial.

Con un calentamiento global significativo (superior a 1,5-2,5°C), del 20 al 30% de las especies de plantas y animales conocidas hasta ahora tendrán un mayor riesgo de extinción y se esperan cambios importantes en los ecosistemas, lo que afectaría no solo la biodiversidad, sino también el suministro de agua y alimentos.

Se calcula que la acidificación progresiva de los océanos debido al aumento del dióxido de carbono atmosférico tenga impactos negativos en los organismos formadores de conchas marinas (por ejemplo, los corales) y sus especies dependientes, con lo que nuestro gran recurso, los océanos, se verá muy afectado y sus cambios pueden ser radicales, con lo que ello significa para la vida en nuestro planeta.

Nadie escapará del impacto

Nuestra capacidad para filtrar el aire es limitada. Pólenes, esporas de hongos, gases tóxicos… En ciudades industrializadas nos hemos acostumbrado a inhalar un poco de todo y a que no nos pase nada. Nada que no sean más enfermedades respiratorias, un incremento de los efectos alérgicos o el aumento de patologías derivadas del aparato respiratorio. Todo ello es soportable con el tratamiento adecuado, pero hay otros riesgos, dependiendo de dónde vivamos vamos a notar el cambio más rápida y brutalmente. Pero lo vamos a notar.

> **África:** Quizá el continente más vulnerable al cambio climático debido a las presiones existentes sobre sus ecosistemas y su baja capacidad de adaptación.

En 2020 entre 75 y 250 millones de personas se han visto ya afectadas por la creciente escasez de agua. Se espera que la producción agrícola y los recursos pesqueros disminuyan, reduciendo el suministro local de alimentos y exacerbando la desnutrición.

> **Asia:** El cambio climático aumentará las presiones sobre los recursos naturales y el medio ambiente y, por lo tanto, obstaculizará el desarrollo sostenible.

El deshielo de los glaciares en el Himalaya aumentará las inundaciones y las avalanchas de rocas y afectará los recursos hídricos en las próximas dos o tres décadas. Se espera que haya menos agua dulce disponible debido al cambio climático y al crecimiento de la población.

Las zonas costeras muy pobladas estarán en mayor riesgo debido al aumento de las inundaciones.

Los rendimientos de los cultivos podrían aumentar en Asia oriental y sudoriental, mientras que podrían disminuir en Asia central y meridional a mediados del siglo XXI.

Australia y Nueva Zelanda: Se dará una pérdida significativa de biodiversidad en algunos sitios ecológicamente muy ricos, como la Gran Barrera de Coral.

Se espera que el aumento proyectado de inundaciones y sequías aumente los problemas de salud y las muertes asociadas a enfermedades diarreicas.

Los problemas de seguridad hídrica se intensificarán y la producción de la agricultura y silvicultura disminuirán debido al aumento de la sequía y los incendios.

Se prevé que el desarrollo costero y el crecimiento demográfico en curso exacerben los riesgos derivados del aumento del nivel del mar y el aumento de la severidad y frecuencia de las tormentas e inundaciones costeras para 2050. La región tiene una capacidad sustancial de adaptación debido a su economía y desarrollo científico bien planeado y capacidad técnica para superar los reveses, pero los sistemas naturales solo podrán adaptarse como buenamente puedan a estos cambios.

Europa: Se han documentado ya impactos de gran alcance de los cambios en el clima actual, como la retirada de los glaciares, temporadas de crecimiento más largas, cambios en la propagación geográfica de las especies e impactos en la salud debido a una ola de calor sin precedentes. Casi todas las regiones europeas se verán afectadas negativamente, amplificando las diferencias regionales en recursos naturales y activos, con consecuencias para muchos sectores económicos.

Los riesgos para la salud debido a las olas de calor aumentarán en el sur (nosotros), centro y este de Europa. Los impactos negativos también incluirán un mayor riesgo de inundaciones continentales y costeras y grandes pérdidas de especies en las zonas montañosas. En el norte de Europa, inicialmente, el cambio climático traerá algunos beneficios como una menor demanda de calefacción. Pero, como es natural, a la larga los impactos negativos superarán los positivos. Según el biólogo Julián Servent: «el cambio climático puede generar lluvias ácidas que afecten a terrenos agrícolas, recursos hídricos y poblaciones de peces». En Escandinavia, la actividad contaminante de las zonas urbanas ha generado ya lluvias ácidas a cientos de kilómetros de distancia.

Existe el riesgo de extinción de especies significativas en muchas áreas tropicales. Los cambios en los patrones de precipitación y la desaparición de los glaciares afectarán significativamente la disponibilidad de agua para el consumo humano, la agricultura y la generación de energía.

> **América Latina:** El calentamiento y los suelos más secos conducirán a un reemplazo gradual de los bosques tropicales por la sabana, y a la salinización y desertificación de las tierras agrícolas.

Algunos países están haciendo esfuerzos para adaptar, mediante la conservación del ecosistema, el uso de sistemas de alerta temprana, por ejemplo. Sin embargo, la eficacia de estos esfuerzos se ve compensada por las limitaciones tecnológicas, financieras, políticas y sociales.

> **América del Norte:** El calentamiento en las montañas occidentales causará más inundaciones en invierno y reducirá los flujos de verano. El cambio climático moderado en las próximas décadas aumentará los rendimientos generales en un 5 al 20% en las tierras agrícolas que dependen de la lluvia, aunque se proyectan desafíos importantes para los cultivos que dependen de un clima cálido adecuado.

Las plagas, enfermedades e incendios tendrán un impacto creciente en los bosques.

Las ciudades que actualmente sufren de olas de calor las verán aumentar en número, intensidad y duración.

El crecimiento de las poblaciones en las zonas costeras hará aumentar la vulnerabilidad a las tormentas tropicales que podrían volverse más intensas.

Regiones polares: El principal efecto previsto es una reducción en el grosor y la extensión de los glaciares, las capas de hielo, el hielo marino y el permafrost (la capa de suelo permanentemente congelado pero no permanentemente cubierto de hielo o nieve), y los impactos asociados en las infraestructuras, los ecosistemas y las formas de vida tradicionales.

Los impactos beneficiosos incluirían costes de calefacción reducidos y rutas del mar del norte más navegables.

Las comunidades humanas del Ártico ya se están adaptando al cambio climático, pero su capacidad de adaptación es limitada.

Islas pequeñas: Son especialmente vulnerables a los efectos del cambio climático, el aumento del nivel del mar y los eventos extremos. Corren el riesgo de erosión costera, inundaciones, mareas ciclónicas que podrían dañar el turismo y afectar el sustento de las comunidades locales.

El cambio climático también reducirá los recursos hídricos y aumentará el riesgo de invasión por parte de personas no nativas.

No es una broma de mal gusto ni una profecía. Un estudio internacional auspiciado por Naciones Unidas nos anuncia para 2050 un futuro muy negro si las cosas no cambian:

- **Exterminio:** De al menos una cuarta parte de la población de todas las especies animales y vegetales. Plantas, mamíferos, pájaros, reptiles y anfibios perecerán y terminarán por extinguirse en Brasil, Europa y Australia. En sí, una destrucción casi tan trascendental como la de los dinosaurios.

- **Temperatura:** Los niveles alcanzados para el 2050 no los ha padecido la Tierra en 30 millones de años. Los hábitats no podrán adaptarse a ello, porque el aumento, pese a que es gradual, es excesivamente rápido. Se precisarían millones de años para que la Tierra pudiera adaptarse de forma adecuada.

- **Catástrofes extremas:** Las temperaturas desatarán climas exagerados, y serán cada vez más normales los tornados, las inundaciones en masa y las olas de calor.

- **Muerte por doquier:** Los humanos no estamos exentos del fin. El cambio climático afectará a miles de millones de personas principalmente en el Tercer Mundo, donde no podrán obtener alimentos, no disponer de infraestructuras, ni de energía ni de los servicios médicos adecuados.

A VER QUÉ HACEMOS:
ADAPTACIÓN Y MITIGACIÓN

Si bien formulada de manera un poco tonta, la pregunta es de recibo. ¿Qué hacemos? ¿Podemos evitar este apocalipsis climático, al que parecemos estar condenados si no cambiamos?

Ya se está produciendo cierta adaptación de las actividades humanas al cambio climático observado y previsto. Por ejemplo, el cambio climático se tiene en cuenta en los proyectos de defensa costera en las Maldivas y los Países Bajos. Otros ejemplos incluyen la prevención de las inundaciones de los lagos glaciares en Nepal, las estrategias de gestión del agua en Australia y las respuestas del gobierno a las olas de calor en algunos países europeos.

Las emisiones pasadas causarán un calentamiento inevitable incluso si la cantidad de concentraciones de gases de efecto invernadero en la atmósfera se mantiene al mismo nivel que en el año 2000. Hay cosas que ya no podemos arreglar, por tanto solo podemos tenemos la opción de adaptarnos.

Aunque muchos de los primeros impactos del cambio climático pueden abordarse de manera efectiva a través de la adaptación, las opciones para una adaptación exitosa disminuyen y los costos asociados aumentan con el aumento del cambio climático. Existe una amplia gama de opciones de adaptación, incluidas soluciones tecnológicas como las defensas costeras, cambios de comportamiento como la modificación de los hábitos de consumo, así como soluciones de políticas y gestión. Si bien aún no se conocen los límites de la adaptación, no se espera que la adaptación por sí sola sea suficiente para hacer frente a todos los impactos proyectados a medida que aumentan en magnitud.

Por tanto, tenemos que intentar mitigar los efectos del cambio climático. Las medidas de mitigación conllevan un cierto coste.

Sin embargo, también proporcionan beneficios económicos al reducir los impactos del cambio climático y los costes asociados. Además, pueden aportar beneficios económicos al reducir la contaminación del aire local y el agotamiento de los recursos energéticos.

El potencial de mitigación puede evaluarse analizando las opciones tecnológicas y regulatorias para sectores específicos ("de abajo hacia arriba") o mirando la economía en su conjunto ("de arriba hacia abajo"). Los estudios ascendentes y descendentes indican que existe un potencial económico sustancial para la mitigación de las emisiones globales de gases de efecto invernadero en las próximas décadas que podría compensar el crecimiento proyectado de las emisiones globales o reducir las emisiones por debajo de los niveles actuales.

Incluso si no se tienen en cuenta los beneficios del cambio climático evitado, hay una serie de oportunidades cuyos beneficios, como la reducción de los costes de energía y la reducción de la contaminación local, igualan o exceden sus costes para la sociedad. Con solo implementar esas medidas de mitigación, las emisiones de gases de efecto invernadero podrían reducirse en aproximadamente 6 gigatoneladas de CO_2 por año en 2030 (para referencia, las emisiones en 2000 fueron de 43 gigatoneladas).

Los incentivos para la mitigación aumentarían si se tuvieran en cuenta los beneficios del cambio climático evitado y se estableciera un "precio del carbono" para cada unidad de emisión de gases de efecto invernadero. De hecho, las políticas pueden proporcionar un "precio del carbono" real o implícito, por ejemplo a través de impuestos, regulaciones o esquemas de comercio de emisiones: cuanto mayor sea el "precio del carbono", mayor será el incentivo para que los productores y consumidores inviertan en productos, tecnologías y procesos que emiten menos gases de efecto invernadero. Por ejemplo, a un "precio del carbono" de

100\$ por tonelada equivalente de CO_2, las emisiones podrían reducirse de 16 a 31 gigatoneladas por año.

Esto supone que el mercado funciona de manera eficiente, que se eliminan las barreras de implementación y que todos los sectores contribuyen a los esfuerzos generales de mitigación, lo cual ahora mismo suena más a ciencia-ficción que a otra cosa.

Y AHORA LA OTRA REALIDAD...

Regresando a Covid-19 ¿cuántas de las "medidas ideales" para evitar un apocalipsis climático se están poniendo en marcha "gracias" a la pandemia? ¿Y si lo que vemos de Covid-19 no es más que la punta del iceberg? ¿Y si se hubiera creado el virus en laboratorio con el fin de "arreglar" otros problemas mayores? Veamos algunos ejemplos:

Adiós a los ancianos: Curiosamente el virus ha generado una alta mortandad entre personas de elevada edad. Christine Lagarde dijo hace un par de años que, al ritmo que seguimos las sociedades, no podrán mantener a sus ancianos. Hablamos de economía, de subsidios, de gasto en medicación, vivienda. Aunque sea triste, su fallecimiento "libera" (según algunos amantes de las teorías de la conspiración) algunos aspectos económicos de las sociedades industrializadas. Pero también "libera" o mejor dicho "elimina" antiguas formas de pensamiento menos "ecológico" y sostenible.

Adiós a los vuelos: Claro que seguimos volando y lo haremos, pero además de la significativa reducción de estos, el miedo al contagio, la nuevas medidas de seguridad y el cambio al alza en los precios ha creado una nueva conciencia. Como la de miles de empresas en todo el mundo que se plantean la necesidad de los millones de viajes ejecutivos que pueden sustituirse por reuniones telepresenciales.

¿Adiós a la natalidad?: Las teorías de la sostenibilidad nos dicen que no podemos ser tantos en el planeta. Todavía es pronto para tener datos reales y exhaustivos pero ya sabemos que, en general, con la aparición del Covid-19 se está reduciendo la natalidad ¿Y si ello pudiera ser una tendencia al alza a medio plazo?

Covid-19 ha generado mayor interacción entre los miembros de la pareja y aunque el roce hace el cariño, también provoca la riña. Hoy sabemos que en tiempos de Covid-19 se ha producido un aumento de la violencia doméstica, pero también de las rupturas y separaciones.

Y en las parejas estables y que convivían con armonía, y que tal vez programaban la venida al mundo de un hijo, la pandemia ha ralentizado el proceso de ampliación familiar.

Las preocupaciones sobre la salud, el trabajo y la economía y la sostenibilidad del futuro de una familia, en países industrializados del primer mundo y del segundo está comenzando a reflejar datos estadísticos a la baja en natalidad. Y no, pese a esas leyendas urbanas que pronostican un posterior *baby boom*, nada parece indicar que vaya a ser así.

¿Adiós al estilo de consumo y de vida?

Reducción en las vacaciones, pero también reducción en los desplazamientos gracias al teletrabajo, reducción de la contaminación generada por empresas que cada vez implementan más la cultura de trabajar desde casa reduciendo la huella energética de sus instalaciones. Incremento de la compra de proximidad con la significativa reducción de costes logísticos y contaminación en esa dirección. Reducción en los hábitos de consumo y ocio…

Covid-19 se está llevando por delante muchos "rituales sociales" y mucha "normalidad" que ha sido adaptada a un nuevo tiempo que implica una menor carga en la huella energética. Pero también se está llevando muchos conceptos y creencias que eran inamovibles en el ámbito social, laboral y familiar hace no tantos meses y que poco a poco están calando en la sociedad. Precisamente en una sociedad que ha tomado conciencia del "daño" que le estábamos haciendo al planeta con nuestro sistema de vida, pero también de la "no necesidad" de muchas de las cosas y situaciones que teníamos antes de la pandemia. Seguramente lo que vemos hoy, no es más que la punta del iceberg. Solo el tiempo nos lo dirá.

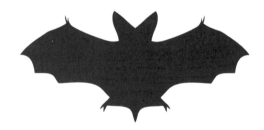

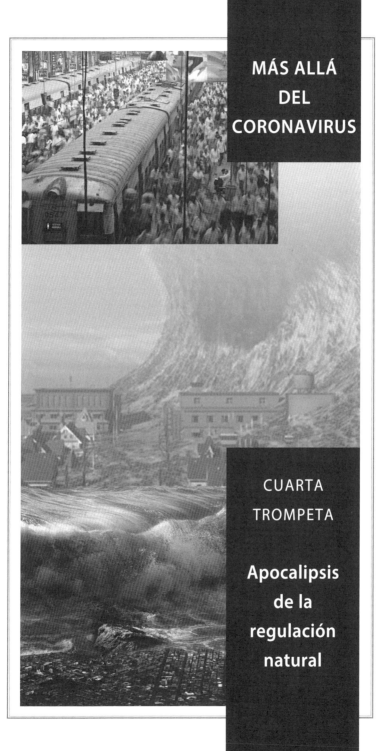

MÁS ALLÁ
DEL
CORONAVIRUS

CUARTA
TROMPETA

Apocalipsis
de la
regulación
natural

GAIA CONTRA EL SER HUMANO

¿Y si resulta que el peligro no viene de nosotros? ¿Y si resulta que estamos viviendo como una especie de parásitos en un cuerpo inimaginable al que llamamos planeta? ¿Descabellado? Puede que lo sea pero ¿acaso no parece también increíble la "inteligencia" con que ha sido diseñada la vida hasta el más pequeño detalle? ¿Está el planeta Tierra intentando decirnos algo con sus cambios? ¿Puede ser que esté harto de los seres humanos y esté planificando nuestra extinción?

Si miramos a nuestro alrededor, el impacto humano en el mundo hace que este esté más sucio, más caliente, más lleno de seres humanos y cada vez menos especies de animales y plantas que han desaparecido para siempre.

Si partimos de la base que la Tierra está enviándonos cada vez huracanes más violentos, terremotos, erupciones volcánicas o epidemias que erradican millones de humanos de un plumazo, ¿es entonces el planeta Tierra un ente con consciencia? Hay quien cree que sí, y esa consciencia tiene un nombre: Gaia.

La hipótesis de Gaia (nombre de la diosa griega de la naturaleza) fue presentada por primera vez por el químico británico James Lovelock y fue desarrollada con la científica Lynn Margulis durante la década de los setenta.

A grandes rasgos la teoría postula que toda la vida en la Tierra es parte de un sistema autorregulador que ha permitido que existan condiciones habitables desde que surgió la vida hace unos 3.800 millones de años. Sugiere que tanto los componentes orgánicos como los inorgánicos de la Tierra evolucionaron juntos como un único sistema autorregulador que puede controlar la temperatura global y la composición atmosférica para mantener su propia habitabilidad.

La hipótesis se recibió inicialmente con cierta hostilidad y escepticismo, pero desde entonces se ha reconocido que abre un nuevo campo de la ciencia de la Tierra. La teoría nos dice que Gaia evoluciona a través de un sistema de retroalimentación operado inconscientemente por la biota, lo que lleva a una amplia estabilización de las condiciones de habitabilidad en una homeostasis completa. Dicho de otro modo: muchos de los procesos en la superficie de la Tierra que son esenciales para las condiciones de vida, dependerían de la interacción de las formas de vida, especialmente los microorganismos, con los elementos inorgánicos.

La teoría de Gaia como un mega-ser inteligente defiende que los procesos establecen un sistema de control global que regula la temperatura de la superficie de la Tierra, la composición de la atmósfera y la salinidad del océano, impulsada por el estado de desequilibrio termodinámico global del sistema de la Tierra. Y claro está que, desde que el ser humano evolucionó técnicamente, pasando a ser la especie dominante del planeta, todo eso está cambiando a marcha aceleradas.

La existencia de una homeostasis planetaria influenciada por formas vivas se había observado previamente en el campo de la biogeoquímica, y se está investigando también en otros campos como la ciencia del sistema de la Tierra. La originalidad de la teoría de Gaia se basa en la evaluación de que dicho equilibrio homeostático se persigue activamente con el objetivo de mantener las condiciones óptimas para la vida, incluso cuando los eventos terrestres o externos los amenacen.

LA TIERRA ESTÁ "¿VIVA?"

El concepto de una Tierra viva ha causado mucha controversia, en parte debido a los diferentes atributos y connotaciones sobre esta vida hipotética, y en parte debido al lenguaje directo utilizado por Lovelock en sus escritos. Pero el impacto mayor ha venido sin duda de una teoría que expone que, a diferencia de lo que creemos, no somos los seres superiores de este mundo, sino poco menos que un virus…

James Lovelock sostuvo que no es posible acordar una respuesta racional porque la ciencia aún no ha formulado una definición completa de la vida. Un criterio básico de la definición empírica (y humana) de una forma de vida es su nacimiento a partir de la selección natural y su capacidad para replicar y transmitir su información genética a una generación siguiente. Los detractores de esta idea enfatizaron que, en consecuencia, un argumento en contra de la idea de Gaia como organismo vivo es el hecho de que el planeta no es descendiente de ningún padre o madre y no puede reproducirse.

Lovelock, sin embargo, que decía buscar "el organismo más grande de todos" definía la vida como un sistema de bucles de retroalimentación y auto-similar: la vida podría ser tanto una célula como un órgano incrustado en un organismo más grande. Bacterias como la E. Coli, incapaces de prosperar fuera de su hábitat se consideran "vida", mientras que las mitocondrias, que evolucionan independientemente del resto de la célula, no lo son.

Pero los setenta, herederos del subidón de *hippismo* de los setenta, ya pasaron, y esta teoría necesita una actualización. Diversos investigadores propusieron hace pocos años Gaia 2.0, una nueva versión que tiene en cuenta la autoconciencia de la humanidad cuando se trata del impacto que tenemos en el planeta. Dice la teoría que al darnos cuenta del efecto de nuestras acciones, a través de las emisiones de gases de efecto invernadero o la contaminación por el plástico, por ejemplo, hemos cambiado fundamentalmente el sistema de autorregulación de la Tierra. Ya no somos engranajes pasivos en la máquina. El tema está en reconocer el papel del ser humano en la salud del planeta.

La estabilidad proviene de la "selección secuencial" en la que las situaciones en las que la vida desestabiliza el medio ambiente tienden a ser de corta duración y dan como resultado cambios adicionales hasta que surge una situación estable, que luego tiende a persistir.

Una vez que esto sucede, el sistema tiene más tiempo para adquirir más propiedades que ayudan a estabilizarlo y mantenerlo, un proceso conocido como "selección solo por supervivencia".

EL SER HUMANO CONTRA GAIA: EL ANTROPOCENO

Lo que es más que comprobable y cierto, es que el ser humano, desde casi el principio de su existencia, ha intentado moldear el planeta para hacerlo, digamos, más cómodo, menos inhóspito de lo que era hace miles de años.

Abundan los ejemplos de cómo las sociedades humanas han cambiando el planeta: desde la construcción de carreteras y casas, la tala de bosques para la agricultura y la excavación de túneles de trenes, hasta la reducción de la capa de ozono, la extinción de especies, el cambio climático y la acidificación de los océanos. El impacto humano está allá donde miremos. Nuestras sociedades han cambiado tanto la Tierra que es imposible revertir muchos de estos efectos.

Algunos investigadores creen que estos cambios son tan grandes que marcan el comienzo de una nueva "era humana" de la historia de la Tierra, la época del Antropoceno (de griego *anthropos*, "ser humano" y *kainos*, "nuevo"). Un comité de geólogos ha propuesto marcar el inicio del Antropoceno a mediados del siglo xx, basado en un indicador sorprendente: el polvo radioactivo ampliamente disperso de las pruebas de bombas nucleares a principios de la década de 1950.

Pero no todo el mundo está seguro de que las sociedades industrializadas y globalizadas de hoy en día existirán el tiempo suficiente para definir una nueva época geológica. Quizás solo somos un destello en el cielo, un corto evento en el planeta, en lugar de una época larga y duradera.

Otros debaten la utilidad de elegir una sola línea en el registro geológico de la Tierra para marcar el inicio de los impactos humanos en el registro geológico. Quizás el Antropoceno comenzó en diferentes momentos en diferentes partes del mundo. Por ejemplo, los primeros casos de agricultura surgieron en diferentes lugares en diferentes momentos, y resultaron ser enormes impactos en el medioambiente, a través de la limpieza de la Tierra, la pérdida de hábitat, extinciones, erosión y emisiones de carbono, cambiando para siempre el clima global.

Si hay múltiples comienzos, los científicos deben responder preguntas más complicadas, como ¿cuándo comenzó la agricultura a transformar los paisajes en diferentes partes del mundo? Esta es una pregunta difícil porque los arqueólogos tienden a centrar su investigación en un número limitado de sitios y regiones y a priorizar los lugares donde se cree que la agricultura apareció más temprano. Hasta la fecha, ha resultado casi imposible para los arqueólogos elaborar una imagen global de los cambios en el uso del suelo a lo largo del tiempo. Digamos a grandes rasgos que, desde hace 3000 años, la mayoría del planeta fue comenzando a transformarse gracias a los cazadores-recolectores, granjeros y pastores.

Estos son los mayores efectos del ser humano sobre Gaia o dicho de otro modo la manera en que estamos atacándola y por extensión atacándonos a nosotros anticipando lo que puede llegar a ser nuestra extinción, nuestro fin del mundo.

Contaminación del agua

Hay más de cinco billones de piezas de desechos plásticos en el océano. No solo hay basura en los océanos, sino también cantidades excesivas de fertilizantes que llegan través de lluvias, inundaciones, vientos o se vierten en exceso directamente al mayor productor de oxígeno que tenemos.

Los fertilizantes contienen nitrógeno, un elemento esencial para el crecimiento de las plantas, pero eso no lo limita a lo que estaba destinado. El fitoplancton y las algas prosperan del nitrógeno, causando un crecimiento excesivo en lo que se conoce como "mareas rojas" en áreas con altas concentraciones de nitrógeno.

La marea roja es causada por el rápido crecimiento de miles de millones de algas, que agotan los cuerpos de agua de oxígeno y hacen que el veneno se acumule en toda la vida que lo consume, incluidos los peces y las aves. Pero la contaminación del agua no termina ahí. El plástico es en gran medida indisoluble. La vida marina se engaña creyendo que están comiendo alimentos cuando en realidad es solo una bolsa de plástico flotante u otro plástico venenoso que causará hambre o asfixia a cualquier animal desafortunado que la ingiera. La otra gran amenaza es la acidificación de los océanos, que se produce cuando el CO_2 se disuelve en el océano y se une al agua de mar creando ácido carbónico. El ácido reduce los niveles de pH en el agua, esencialmente cambiando la acidez del océano en un 30% en los últimos 200 años según el análisis, un nivel que el océano no ha estado en más de 20 millones de años. La acidez agota las concentraciones de calcio, lo que dificulta a los crustáceos construir su caparazón, dejándolos vulnerables. Entre el aumento de la temperatura global de un grado y la acidificación de los océanos, los científicos dicen que una cuarta parte de todos los arrecifes de coral se consideran dañados sin posibilidad de reparación, con dos tercios bajo grave amenaza. La muerte de los arrecifes de coral es muy grave para el equilibrio marino y, por ende, para el del planeta entero.

Deforestación: ahogando a Gaia

Con la expansión exponencial del ser humano, se fabrican más alimentos, materiales y refugios, principalmente derivadas de la silvicultura. Los bosques se despejan para dar paso a nuevos humanos, lo que a su vez hace que más humanos puedan ver el problema.

Según datos internacionales, se estima que cada año se cortan 18 millones de acres de árboles para dar paso a nuevos desarrollos y productos de madera, es decir, la mitad de todos los árboles del planeta desde que comenzó la revolución industrial. Dado que los árboles son uno de los mayores productores de oxígeno, claramente esto no es algo que nos beneficie y tampoco especialmente para los animales que tie-

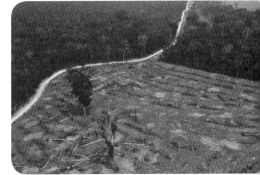

nen su hogar en el bosque. La deforestación es una gran amenaza para su supervivencia y un gran problema de conservación. También aumentan los gases de efecto invernadero en la atmósfera, lo que conduce a un mayor calentamiento global.

Lluvia ácida

Cuando quemamos carbón, el dióxido de azufre y los óxidos de nitrógeno se liberan a la atmósfera, donde se elevan y se acumulan en las nubes hasta que las nubes se saturan y descargan, causando estragos. Cuando cae la lluvia, se acumula y es especialmente dañina para los lagos y pequeños cuerpos de agua. El suelo que rodea el agua absorbe el ácido, agotándolo de nutrientes esenciales. Los árboles que absorben el ácido acumulan toxinas que dañan las hojas y matan lentamente grandes áreas del bosque. También se sabe que la lluvia ácida elimina por completo especies enteras de peces, causando un efecto de bola de nieve al ecosistema que depende de diversos organismos para mantener el equilibrio.

Sobreexplotación pesquera

Además de la contaminación, que es la principal amenaza para toda la vida acuática y es la causa principal de la reducción de la biodiversidad, la sobrepesca también está dañando nuestros océanos. La pesca no es inherentemente mala para nuestro océano, pero cuando no se regula adecuadamente, puede ser perjudicial para nuestros océanos.

Los bancos pesqueros sobreexplotados a nivel mundial se han triplicado en medio siglo y hoy en día un tercio de las pesquerías evaluadas en el mundo están actualmente más allá de sus límites biológicos. Pero miles de millones de personas dependen del pescado para obtener proteínas.

SOBREPOBLACIÓN

Supervivencia solía significar repoblar. Sin embargo, eso se está convirtiendo rápidamente en todo lo contrario a medida que alcanzamos la capacidad de carga máxima que nuestro planeta puede sostener.

La sobrepoblación se ha convertido en una epidemia, ya que las tasas de mortalidad han disminuido. La medicina ha mejorado y se han introducido métodos de agricultura industrial, manteniendo así a los humanos vivos durante mucho más tiempo y aumentando la población total. Vivimos cada vez más y mejor, lo que significa que consumimos cada vez más y más recursos de nuestro planeta madre.

Los efectos de la sobrepoblación son bastante graves, y uno de los más graves es la degradación del medio ambiente. Los humanos requieren espacio. Y mucho, ya sea para tierras de cultivo o industrias. Un aumento de la población da como resultado más tala de árboles, lo que da como resultado ecosistemas gravemente dañados. Otro problema es nuestra dependencia del carbón y los combustibles fósiles para la energía. Cuanto mayor sea la pobla-

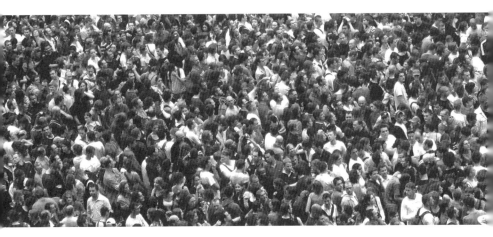

La sobrepoblación significa que los humanos consumen cada vez más rápidamente los recursos del planeta.

ción, más combustibles fósiles se utilizarán. El uso de combustibles fósiles da como resultado grandes cantidades de dióxido de carbono en el aire, lo que amenaza la extinción de miles de especies, lo que se suma al efecto que ya tiene el agotamiento de los bosques.

Dado que la humanidad requiere continuamente más espacio, lo obtiene devastando los ecosistemas y aumentando los niveles de CO_2, es decir, estropeando aún más el delicado entorno. Aunque los materiales procesados son necesarios para alimentar las ciudades, la evaluación anterior nos dice que el planeta no puede soportar tanto daño mucho más tiempo y comenzará (ya ha comenzado) a dañarnos.

MODIFICACIÓN GENÉTICA

Los organismos genéticamente modificados (OGM) han contribuido en gran medida a la supervivencia y la prosperidad de los humanos. Los OGM son cultivos seleccionados o cultivos que tienen ADN directamente implantado para darle una ventaja al cultivo, ya sea para mantener temperaturas más frías, requerir menos agua o producir más cantidad. Pero los OGM no siempre son intencionales. Durante años, los humanos han utilizado el glifosato, un herbicida diseñado para eliminar las malas hierbas, la mayor amenaza para cualquier planta. Sin embargo, al igual que los humanos tienen un sistema inmune de aprendizaje, ciertas malezas han desarrollado una resistencia a 22 de 25 herbicidas conocidos, con 249 especies de malezas completamente inmunes según el último informe científico. Las "súper malezas" amenazan las tierras de cultivo. Una de las únicas soluciones es labrar la tierra, volcar el suelo para matar las malezas y dar una ventaja temprana a los cultivos plantados. Sin embargo, la desventaja de la labranza es que hace que el suelo se seque más rápido y elimina las bacterias buenas, lo que hace que su vida útil sea mucho más corta. Para reponer el suelo agotado se usa fertilizante, que como hemos visto más arriba introduce un conjunto completamente nuevo de problemas para el medio ambiente y puede ser desastroso para la agricultura local a largo plazo.

EMISIÓN DE OZONO

La capa de ozono es conocida por su capacidad de absorber los dañinos rayos UV que de otro modo serían perjudiciales para la salud de todos los ámbitos de la vida. Sin una capa de ozono, caminar bajo el sol sería insoportable.

El ozono está formado por tres oxígenos unidos que flotan hacia la estratosfera, donde absorben una cantidad sustancial de radiación UV, protegiendo toda la vida debajo de ella. Sin embargo, las "sustancias que agotan la capa de ozono" (o SDO), compuestas principalmente de cloro y bromo, encuentran su camino hacia la estratosfera, donde le quitan oxígeno al O3, destruyendo su capacidad de absorber la luz ultravioleta. El impacto humano es devastador para las plantas que son extremadamente sensibles a la luz ultravioleta, incluido el trigo y la cebada, dos cultivos indispensables para los humanos. Aunque la mayoría de los productos químicos que agotan la capa de ozono han sido prohibidos, los productos químicos que ya se han liberado pueden tardar más de 80 años en llegar a la atmósfera superior, por lo que pasará algún tiempo antes de que nuestro límite de protección vuelva a ser completamente funcional. Hasta entonces, ponte siempre crema solar y mantente a salvo de los rayos invisibles asesinos.

Si con aspectos como los anteriores todavía somos tan inocentes de pensar que no estamos "atacando al planeta" es que estamos mirando hacia otro lado en lugar de ver la realidad. ¿Cómo está respondiendo Gaia a todo eso? ¿Qué puede hacer para reducir nuestros efectos o cuanto menos para defenderse de esos ataques? Todo parece indicar que la acción/reacción ya ha comenzado.

Las supertormentas, una nueva amenaza

Cada vez tenemos más huracanes y son más peligrosos. Son fruto de la alteración climática. Para que nos hagamos una idea, un pequeño huracán es aquel cuyo diámetro no pasa de 150 kilómetros de ancho. En 1979 se produjo uno de los mayores de la historia, abarcó 1100 kilómetros, suficiente como para afectar a toda la Península ibérica.

En el mar, el huracán puede generar olas de entre 15 y 18 metros de altura, lo que, seguido de unos fuertes vientos racheados, puede suponer un efecto parecido a un pequeño tsunami al arremeter contra la costa. Si a todo ello le añadimos que puede originar lluvias torrenciales de hasta 300 milímetros en pocas horas, hay para estar preocupados.

En 1998, fue la primera vez en cien años que se formaron cuatro huracanes a la vez en el Atlántico. Fue en septiembre de ese año. Pero el efecto del huracán en toda su potencia se suele notar más cuando actúan por separado ya que sus efectos son persistentes si atacan dos veces la misma zona. Estos han sido los peores de la historia desde que se tienen reportes:

Galveston: El más letal y devastador. Aconteció en 1900, y está considerado como el desastre climático más mortal en la historia de EE.UU. Se calcula que terminó con la vida de unas 12.000 personas.

San Felipe-Okeechobee: Sucedió en 1928, se inició en el Atlántico tropical y desde allí fue recorriendo la zona hasta llegar a Puerto Rico en versión categoría 4, pasó por las Bahamas, por Florida y llegó a Carolina del norte. Su reguero de muerte fue de casi 2.300 personas.

Mitch: Se produjo en 1998, golpeó con mucha fuerza, llegando a Honduras con fuerza de categoría 5. Acabó con la vida de unas 9.000 personas y otros tantos desaparecidos.

Jeane: Conocido como el huracán de Haití, precisamente por golpear con extrema dureza esa zona antes de arrasar parte de República Dominicana en septiembre de 2004. Acabó con la vida de 3.000 personas y dejó sin hogar a unas 200 mil.

Katrina: Es otro de los huracanes mas devastadores de la historia de EE.UU., fue capaz de dejar el 80% de Nueva Orleans sumergida bajo las aguas y acabar con las vida de casi 2.500 personas

María: Cuando llegó a las costas de Puerto Rico el 20 de septiembre de 2017 lo hizo siendo de categoría 4, por ello está considerado como el más letal de la historia de Puerto Rico. Todavía no se sabe cuántas víctimas supuso ya que los estudios barajan unos baremos entre 1.500 y casi 5.000.

Los grandes huracanes son, con mucho, los desastres climáticos naturales más costosos del mundo, que en algunos casos causan daños por más de 100 mil millones de dólares. Ya hay evidencias de que los efectos no naturales del calentamiento global causado por los humanos están haciendo que los huracanes sean más fuertes y destructivos. Los últimos estudios muestran que es probable que la tendencia continúe mientras la temperatura del planeta siga subiendo. Y como ejemplo, tengamos presente la previsión para este año 2020: superación de las expectativas normales. ¿Qué quiere decir? Pues según el comité de expertos de la Universidad de Colorado, este agitado año es muy activo para tormentas tropicales y huracanes en la cuenca del Atlántico.

Tengamos en cuenta que en un año promedio, en el Atlántico se presentan doce tormentas tropicales, incluidos seis huracanes y tres grandes de categoría 3+. Este año se calcula que habrá 16 tormentas tropicales, que incluyen ocho huracanes y cuatro grandes importantes de categoría 3 a 5, con vientos sostenidos de al menos 178 km/h. ¿Llevadero? Siempre es complejo, pero este año tenemos unos elementos adicional que como es sabido está impactando de forma devastadora en EEUU: Covid -19.

Pero ¿se producen a causa de los efectos que está generando el ser humano sobre el planeta? ¿Y si esos cambios estuvieran diseñados por el ser inteligente (siempre según la teoría de Gaia) que está incrementado la fuerza y el poder de esos "recursos de regulación" que siempre han estado a su disposición?

Furia desatada sobre el mar

Se les llama huracanes en el Océano Atlántico, tifones en el Océano Pacífico occidental y ciclones en el Océano Índico, pero reciban el nombre que reciban, los fuertes ciclones tropicales son un ejemplo de la furia más feroz de la naturaleza.

Los criterios que conspiran para formar ciclones tropicales son bastante simples. Todo comienza con una pequeña perturbación atmosférica ubicada en o cerca de un océano tropical. Si las temperaturas del agua son lo suficientemente cálidas, generalmente más de 27 grados Celsius, y las condiciones atmosféricas son favorables con humedad y vientos uniformes, un sistema tropical puede evolucionar. En el Atlántico, el sistema primero se convierte en una depresión tropical. A medida que se fortalece, el sistema se convierte en tormenta tropical y, finalmente, cuando los vientos se elevan a más de 120 kilómetros por hora, se denomina huracán.

En términos generales, cuanto más cálidas son las temperaturas del agua, más energía térmica está disponible y mayor es el potencial de desarrollo de ciclones tropicales. Por lo tanto, es razonable suponer que a medida que los humanos continúen liberando gases de efecto invernadero que calientan el planeta, aumenta la probabilidad de actividad de ciclones tropicales.

En general, eso es cierto, pero en el mundo real es un poco más complicado. La sabiduría popular nos dice que la intensidad de la tormenta aumentará, pero la frecuencia de la tormenta disminuirá o permanecerá sin cambios.

Encontrar tendencias en el número o la intensidad de los ciclones tropicales es complicado porque los registros confiables se remontan solo hasta observaciones de satélite globales, consistentes y completas. Desde 1985, se ha formado un promedio notablemente consistente de aproximadamente 80 ciclones tropicales cada año, que van desde un mínimo de 65 hasta un máximo de 90.

Desde 2013 se ha detectado un aumento regional y global sustancial en la proporción de los huracanes más fuertes: tormentas de categoría 4 y 5. Se atribuye ese aumento al calentamiento global del clima. Desde 1975 ha habido un aumento regional y global considerable y observable en la proporción de huracanes de categoría 4 y 5 de un 30% de causa antropogénica (causado por los seres humanos) debido al calentamiento global.

Según los estudios, el 85% de todos los daños causados por huracanes provienen de tormentas de categoría 3, 4 y 5. Ese es el caso en parte debido a sus intensos vientos. Increíblemente, un huracán con una velocidad del viento de 240 km/h tiene 256 veces el potencial de daño de un huracán con vientos de 27 km/h.

En investigaciones más recientes, las ganancias de intensidad son aún más alarmantes. Las simulaciones proyectan que el número de ciclones principales (categorías 3, 4 y 5) aumentará en un 20% a nivel mundial y un 29% en el Atlántico para 2081-2100. Y es posible que un aumento significativo en los sistemas principales se dé incluso antes. Los números realmente aumentan al aislar solo tormentas de categoría 5, con un salto global del 85% y un salto del 136% en la cuenca del Atlántico. Estos hallazgos indican que los ciclones tropicales alcanzarán más habitualmente velocidades que están muy por encima del umbral de la categoría 5, lo que sugiere que la escala actual, llamada Saffir/Simpson, podría necesitar extenderse para incluir categorías más altas en las primeras décadas de nuestro siglo XXI.

Las proyecciones de futuros aumentos de lluvia en ciclones tropicales también son notables. Aumentará la tasa de lluvia global del 14% para finales de siglo. Un estudio de 2017 sobre el huracán Harvey calcula que las lluvias de huracanes de 20 pulgadas en Texas evolucionarán de un evento por vez cada 100 años a fines del siglo XX a eventos de una vez en 5,5 años para 2100. Dado que la gran mayoría de los daños causados por tormentas como los huracanes Harvey y Florence provienen de la lluvia y las consecuentes inundaciones, estos hallazgos son más que preocupantes.

La intensificación rápida es uno de los procesos ciclónicos tropicales menos predichos y también uno de los más peligrosos, porque las tormentas que se intensifican rápidamente tienden a pillar desprevenidos a las personas. La intensificación rápida es otro aspecto de los ciclones tropicales caracterizado por un amplio acuerdo entre los investigadores.

El cambio climático podría permitir que los ciclones tropicales se intensifiquen rápidamente en una porción más grande de los océanos del mundo y aumenten drásticamente las tasas de intensificación de los mismos. La incidencia de tormentas que se intensifican rápidamente justo antes de tocar tierra aumenta sustancialmente como resultado del calentamiento global. Las investigaciones sugieren que una tormenta que se intensifica a 110 Km/h en las 24 horas justo antes de tocar tierra, que ocurre en promedio una vez por siglo en el clima de finales del siglo xx, puede ocurrir cada cinco o diez años a mediados de este siglo.

Puede que todo se quede en nada y que Gaia decida no mandarnos más huracanes o tormentas de la cuenta pero no olvidemos que son fenómenos devastadores y, aunque parecen tener su zona de influencia delimitada a EE.UU., lo cierto es que con el cambio climático pueden propagarse a muchas otras zonas.

Los vientos que genera un huracán alcanzan sin mucho problema los 400 kilómetros por hora, pero el peligro más grave es su capacidad para succionar todo lo que encuentran a su paso. Las súbitas variaciones de la presión atmosférica poseen suficiente fuerza como para conseguir que explote un edificio, levantar grandes camiones e incluso arrancar de las vías a los trenes.

- Algunos tornados han alcanzado velocidades de más de 500 kilómetros por hora, destruyendo todo cuanto hallaban a su paso.

- El fenómeno de un tornado se puede acompañar de tormentas tropicales y huracanes.

- Trece niños volaron por los aires al ser succionados por un tornado en 1986, en China. El fenómeno meteorológico transportó literalmente a los niños a 19 kilómetros de distancia.

Está claro que un súper huracán o una súper tormenta no acabará con la vida en la Tierra pero, ¿y su hubiera varios fenómenos coincidentes bien distribuidos y con intensidades y tiempos suficientes? Puede que el objetivo de Gaia no sea la extinción total, solo la regulación parcial. Claro que, no todo acaba ahí, hay más.

Si Gaia quiere de verdad sacudirse a los tóxicos humanos de su superficie o cuanto menos reducirlos, tiene varias armas destructivas y efectivas a su alcance. Al incremento de las supertormentas por encima de nuestras cabezas, le tenemos que añadir la amenaza que se cierne bajo nuestros pies: los terremotos. Echémonos, literalmente, a temblar.

Los temblores de tierra pueden causar el derrumbamiento de edificios y desencadenar deslizamientos de tierra, además de tener muchos otros efectos mortales. Un terremoto que ocurre en el fondo del mar puede empujar el agua hacia arriba y crear olas masivas llamadas tsunamis. Estas olas pueden alcanzar velocidades de hasta 500 kilómetros por hora y causar una devastación masiva a cualquier cosa en su camino. Ya hemos visto algunos ejemplos al inicio del libro.

La fuerza de los terremotos se mide en una escala de magnitud, la conocida escala de Richter, y cuanto mayor sea el número en la escala, más poderoso será el terremoto y más daño puede causar.

Los terremotos han matado a cientos de miles de personas a pesar de que los arquitectos pueden hacer que los edificios sean mucho más seguros y fuertes que en el pasado. Desafortunadamente, se producen muchos terremotos en partes del mundo donde las personas no pueden permitirse gastar mucho dinero en medidas de seguridad.

Gaia está compuesta de siete piezas principales llamadas placas. Estas placas se mueven porque están montadas sobre una

YA HA PASADO ANTES...

Los registros históricos de terremotos anteriores a la segunda mitad del siglo XVIII son casi inexistentes o poco fidedignos. Entre los sismos antiguos para los que existen registros fiables están los que se produjeron en:

Grecia: Sucedió en el 425 antes de nuestra era y convirtió Eubea en una isla.

Pompeya: Padeció un gran terremoto que terminó con la mítica ciudad que fue arrasada en el 17 de nuestra era.

China: Sufrió un terremoto devastador, en 1556, en la provincia de Shensi. Se calcula que fue el terremoto más funesto de la historia de la humanidad. Murieron en torno a 800 mil personas.

---

capa de flujo lento llamada manto, similar a los crostones de pan que echamos en un tazón de crema espesa o de gazpacho. Estas placas se mueven aproximadamente a la misma velocidad a medida que crecen las uñas de un ser humano, unos centímetros al año. Cuando estas placas chocan, se separan o se deslizan entre sí, la energía se almacena en la capa externa rígida. Es un fenómeno similar a la compresión de un resorte. Esta energía se libera cuando supera un cierto umbral, haciendo temblar el suelo. Este temblor de la superficie de la Tierra debido a una repentina liberación de energía es lo que llamamos terremoto.

LAS ZONAS DE RIESGO

Prácticamente en todo el planeta hay zonas de riesgo sísmico, de todas formas, las más relevantes son:

- **Falla de San Andrés:** Está situada entre California y México. Su activación fue la responsable del catastrófico terremoto de San Francisco en 1906 como veremos más adelante.

- **Anillo de fuego.** Es una estrecha banda de algo más de 38.000 kilómetros situada a orillas del Océano Pacífico. En esta zona se produce el cincuenta por ciento de la actividad sísmica del planeta, de hecho prácticamente a diario se detecta un terremoto.

- **Zona mediterránea:** Nuestro querido mar tiene los días contados. La expansión continental hará que en el futuro llegue a desaparecer. El mar Mediterráneo está conectado a través de las zonas tectónicas más potentes, con el mar Caspio y a través del Himalaya con el Golfo de Bengala. En esta zona, donde confluyen las masas de la placa euroasiática con la africana y la australiana, se libera el 15 por ciento de la energía sísmica del planeta.

BUSCANDO DETECTAR EL PELIGRO

La mayoría de los terremotos del mundo ocurren a lo largo de los límites de las placas, como a lo largo de los bordes exteriores del Océano Pacífico, coloquialmente conocido como el Anillo de Fuego. Sin embargo, las tremendas fuerzas con las que estas placas se cruzan entre sí se extienden más allá de la vecindad inmediata del límite. Por poner un ejemplo, la corteza debajo de Los Ángeles (EE.UU.), que se encuentra a unas 30 millas del límite de la placa activa (es decir, la falla de San Andreas), está llena de grietas. Estas grietas o fallas almacenan y liberan energía en forma de terremotos. La corteza de California es similar a un cristal roto en el que la falla de San Andrés es la grieta más prominente.

Ya hace años se espera que algún día llegue "The Big One" (El Grande), un temblor que podría tener consecuencias devastadoras en toda el área de influencia de la falla de California. Películas de desastres aparte (ya las comentaremos en otro capítulo), para descubrir qué podría suceder de manera realista cuando el Grande finalmente golpee, hace varios años un equipo de expertos en terremotos se sentó y creó el escenario ShakeOut. Los sismólogos modelaron cómo se sacudiría el suelo y luego otros expertos, incluidos ingenieros y científicos sociales, utilizaron esa información para estimar los daños e impactos resultantes. El informe detallado examina los efectos de un hipotético terremoto de 7,8 que azota el valle de Coachella. En los minutos siguientes, las olas del terremoto atraviesan California, nivelando edificios antiguos, interrumpiendo carreteras y cortando la electricidad, el teléfono y el agua. Pero el terremoto es solo el comienzo.

Cientos de incendios estallan, y con las carreteras bloqueadas y el sistema de agua dañado, el personal de emergencia no puede apagarlos todos. Fuegos más pequeños se funden con otros más grandes, arrasando secciones enteras de la ciudad Los Ángeles. Las líneas que llevan agua, electricidad y gas a Los Ángeles cruzan la falla de San Andrés y se rompen durante el terremoto y no se arreglarán durante meses. Aunque la mayoría de los edificios modernos sobreviven al temblor, muchos quedan estructuralmente inutilizables. Las réplicas sacuden al estado en los días siguientes, continuando con la destrucción.

El escenario es en realidad algo subestimado. El equipo del informe se sorprendió por la magnitud del daño causado por el terremoto, pero podría ser peor si los vientos de Santa Ana soplan cuando ocurre el evento. Estos vientos estacionales soplan aire seco y polvoriento del interior hacia la costa, lo que aumenta el riesgo de incendios forestales. Y mientras Los Ángeles mantiene un suministro de agua al lado de San Andrés, los depósitos han sido drenados por la sequía actual: si el terremoto golpeara hoy, las reservas de agua no durarían más allá de seis meses.

En resumen, este terremoto causaría daños por unos 200 mil millones de dólares, 50.000 heridos de diversa gravedad y unas 2.000 víctimas mortales, por lo bajo. Pero no se trata tanto de morir en el terremoto sino de cómo sobrevivir después de él en el sur de California. Todo de lo que dependemos para funcionar (agua, electricidad, alcantarillado, telecomunicaciones, carreteras) se dañaría y posiblemente no se repararía durante más de un año. Sin una infraestructura que funcione, la economía local podría colapsar fácilmente y la gente abandonaría Los Ángeles en masa.

Y podríamos preguntarnos: ¿podemos predecir cuándo Gaia va a pasar a la ofensiva al hacer que el suelo tiemble terriblemente? En teoría sí. Pero no...

Teóricamente, si todas las fallas han sido mapeadas, deberíamos poder imponer restricciones a los terremotos más fuertes posibles que experimentaría una región determinada. Esto es importante porque la energía liberada por los terremotos puede variar en un factor de miles de millones.

Sin embargo, calcular el tamaño de la falla y la energía liberada correspondiente no siempre es tan simple. Las fallas a menudo exhiben geometrías complejas, lo que hace que sea complicado modelar el área de la falla. Además, las fallas pueden romperse en tándem: trece fallas diferentes fallaron al mismo tiempo durante el terremoto de Kaikoura de 2016 en Nueva Zelanda. Además, la historia reciente ha demostrado que el tamaño del terremoto no siempre se correlaciona con el daño causado por él. Dependiendo de dónde ocurra, un terremoto de magnitud moderada puede ser más devastador que uno grande. Por ejemplo, el terremoto de magnitud 6,7 de Northridge, en California en 1994 resultó en daños materiales importantes y pérdida de vidas, mientras que el terremoto de magnitud 8.2 de Fiji en 2018, que fue 178 veces más fuerte, no causó ningún daño. Por lo tanto, la magnitud del terremoto no cuenta toda la historia. Pese a ello, bien merece la pena conocer la famosa escala que los refleja:

Magnitud 1 a 3,5: Los efectos no suelen percibirse por las personas pero quedan registrados en los sismógrafos.

Magnitud 3,5 a 5,4: Se percibe, tiene cierta intensidad, pero los daños causados son menores. En general solo afecta a construcciones ya muy deterioradas o aquellas otras edificadas en zonas con riesgo de corrimiento de tierra.

Magnitud 5,5 a 6: Es percibido con claridad y causa daños ligeros a los edificios menos preparados. Las casas tiemblan, las lámparas de techo pueden oscilar. Los libros y algunas figuras caen de las estanterías, sin contar que, dependiendo de la duración e intensidad, algunos muebles se desplomen y se produzcan grietas en las paredes.

Magnitud 6,1 a 6,9: No hay duda de su presencia ya que ocasiona daños muy severos, en especial cuando se produce en áreas pobladas. Casi con total seguridad habrá muertes derivadas del terremoto.

Magnitud 7 a 7,9: Es el llamado terremoto mayor, causa graves daños como partición o desplome de edificios, y alteración de todo tipo de construcciones.

- El 1 de septiembre de 1923 un gran terremoto de 7,9 grados prácticamente destruyó las ciudades japonesas de Yokohama y Tokio. De forma parecida a lo ocurrido en San Francisco, y a pesar de que el terremoto duró varios minutos, el principal problema no fue el terremoto en sí, sino los numerosos incendios que causó y que se fueron retroalimentando debido a la alta combustibilidad de la madera y el papel que había en la mayoría de las construcciones. Los terremotos japoneses supusieron la muerte de unas cien mil personas.

- Otro ejemplo de este nivel de escala lo tuvimos en este siglo en la India. Más de 15.000 personas fallecieron a consecuencia del terremoto que se produjo el 26 de enero del 2001. El epicentro del movimiento sísmico, que alcanzó 7,9 grados, se registró a 22 km de profundidad, afectando no solo al estado hindú de Gujarat, sino también en numerosas zonas de Pakistán. Las oscilaciones de la tierra y la sucesión de temblores duraron entre 20 segundos y un minuto, en función de la zona de influencia.

Magnitud 8 - 9: La destrucción puede ser casi total. La Tierra puede deshacerse como si fuera mantequilla y, desde luego, las construcciones no tienen fuerza ni aguante.

Lamentablemente el cálculo de los terremotos de esta escala con efecto devastador es estimado ya que cuando sucedieron no se disponía de baremo de medición tan exacto como la escala de Richter, que se empezó a usar en 1935. Veamos tres ejemplos:

- 8,0 – Sucedió en Nan Shan, China, en 1927, y fue percibido desde Pekín. Generó unos 200.000 muertos.

- 8,5 – Ocurrió en China en 1920, hubo más de 200.000 muertos.

- 8,6 – Aconteció en 1906 en Valparaíso, Chile. Su intensidad fue percibida hasta en Pekín, China. Murieron unas 20.000 personas.

Magnitud 9 o más: En EE.UU. es el llamado «Big One» y, tras el terremoto de San Francisco, miles de personas esperan su llegada. Está considerado como el gran asesino.

- Un ejemplo muy similar de lo que sería un «Big One» sucedió en Estados Unidos el 28 de marzo de 1964. En realidad se trató de un seísmo acompañado de un maremoto que sacudió numerosas localidades de Alaska destrozando todo a su paso. Tras el terremoto, que llegó a 9 grados en la escala de Richter, se produjo una sucesión de olas gigantes que barrieron las costas de Alaska causando decenas de muertos.

Los sistemas más modernos pueden predecir un movimiento de Tierra, pero en el mejor de los casos minutos antes de que ocurra y en el peor, segundos. En este segundo caso, poco se puede hacer más que buscar el dintel de puerta de la pared más fuerte del edificio en que nos encontremos. O correr despavoridos hacia la calle y buscar el sitio más despejado de edificios que sea posible. En lugares como Japón o California, se ha implementado un sistema de alarma directa al teléfono móvil de la población residente.

Según la Organización de Naciones Unidas en los últimos cien años, 58 tsunamis han provocado el fallecimiento de más de 260.000 personas. Para resaltar las labores de prevención, la Asamblea General de la ONU designó en 2015 el 5 de noviembre como Día Mundial de Concienciación sobre los tsunamis.

El último gran tsunami ocurrió hace nueve años, atacó en Japón, se calcula que murieron alrededor de 16 mil personas, hubo más de seis mil heridos y más de dos mil desaparecidos. Hoy los nombres Miyagi y Fukushima parecen quedar lejos en el tiempo pero el terremoto de 8.9 de la escala Richter que desencadenó las megaolas que azotaron Japón, puede volver a suceder en cualquier momento.

Siete años antes, el 26 de diciembre de 2004, la humanidad sufrió una pequeña extinción. Casi 230 mil personas fallecieron a raíz del tsunami ocurrido en Asia. Las olas, cuyo frente sobrepasaba los 800 km, viajaban hacia su objetivo mortal, a una velocidad de vértigo alcanzando en puntos fulminantes los 800 km por hora. El origen de lo que luego serían olas gigantescas de hasta 40 metros de altura que arrasarían con todo lo que encontrasen a su paso era un maremoto de 9.3 en la escala Richter. Para que nos hagamos una idea, algo así como la explosión de 32 millones de toneladas de TNT.

CUANDO SE AGITAN LAS AGUAS

Por suerte, maremotos con características como el de Asia o el de Japón no se producen con mucha frecuencia. Pero sus efectos, siempre devastadores, nos dan una ligera idea del peligro que tiene para la humanidad un tsunami.

Difícilmente el fin del mundo vendrá de la mano de un maremoto, salvo que impacte contra nuestro planeta un meteorito de grandes dimensiones o que se produzca la erupción secuencial de los llamados supervolcanes. Algunos profetas (como se indica en el apartado correspondiente) ya lo han advertido: «El mundo perecerá bajo las aguas».

En sí, un maremoto es la invasión súbita de la costa por las aguas. Es una gran ola marina que ha sido generada a raíz de un temblor de tierra submarina. Las zonas que están en mayor peligro son los litorales de los océanos Pacífico e Índico, dado que son espacios sísmicamente muy activos.

Un tsunami es capaz de viajar cientos de kilómetros, alcanzando velocidades que van desde los 700 al casi millar de km/hora. En su progreso, la ola, a medida que se va acercando a la tierra, va creciendo, convirtiéndose en un enorme bloque de agua de hasta 20 o más metros de altura. Cuando los efectos del tsunami impactan contra la Tierra, no lo hacen de una sola vez: las grandes olas pueden ser secuenciales y estar separadas entre sí por intervalos de entre 15 y 20 minutos.

TRES CATEGORÍAS PARA UN VERDUGO

En función del lugar en que impacta el maremoto, y teniendo en cuenta cuál es su lugar de origen, se establecen tres categorías básicas de tsunami:

Locales: Son devastadores y de hecho están considerados como los más peligrosos. La primera ola no suele tardar más de 30 minutos en llegar a la costa. El epicentro del terremoto que la provoca no suele estar a más de una hora de viaje de la Tierra.

Regionales: Son algo menos peligrosos que los anteriores, y se trata de aquellos que tienen el epicentro a pocas horas de viaje de la costa. En general, se calcula que el lugar donde se inicia el tsunami está a una o dos horas de viaje de la costa, es decir, a una distancia aproximada de 1000 km.

Remotos: Al igual que los anteriores son devastadores, pero su ventaja es que tardan más en llegar al destino y, por tanto, pueden tomarse medidas de evacuación. El epicentro suele estar a medio día o más de viaje.

Recordando las olas mortales más recientes

- **2 abril 2007:** Cincuenta y dos muertos a causa de un tsunami en las islas Salomón, provocado por dos terremotos, de 8,1 y de 7,6 grados Richter. Más de 5.000 personas tuvieron que ser evacuadas de sus aldeas destruidas.

- **29-30 septiembre 2009**: Tres terremotos consecutivos de entre 7,8 y 8,1 grados Richter desencadenan un "tsunami" que causa 192 muertos y cientos de desaparecidos en Samoa y Tonga.

- **27 febrero 2010:** Un terremoto de 8,8 grados sacude Chile y genera un tsunami que golpea el archipiélago chileno de Juan Fernández y zonas costeras del país, y deja más de quinientos muertos y 56 desaparecidos. La ola gigante llegó a múltiples países del Pacífico, pero causó víctimas solo en Chile.

- **25 octubre 2010:** Mueren 454 personas y 88 desaparecen tras el terremoto de 7,5 en la escala de Richter y el posterior tsunami que sacudió la costa occidental de la isla de Sumatra, con olas de hasta 6 metros.

- **11 marzo 2011:** Un terremoto de 9,0 en la escala Richter, el peor en la historia de Japón, y un posterior tsunami, con olas de hasta 13 metros, devastó amplias zonas del litoral japonés, causó unos 20.000 muertos o desaparecidos, y fue responsable en la central de Fukushima del peor accidente nuclear desde el de Chernóbil (Ucrania) en 1986.

- **13-14 noviembre 2016:** Dos personas mueren en el tsunami de dos metros en la isla sur de Nueva Zelanda tras un terremoto de magnitud 7,8 y varias réplicas. Produjo daños en edificios y carreteras en la región de Canterbury (costa este de la Isla Sur) y en Wellington, en el sur de la Isla Norte.

– **28 septiembre 2018:** Un terremoto de magnitud 7,5 que sacude el norte de la isla indonesia de Célebes provoca un tsunami que golpea las ciudades de Palu y Donggala dejando más de 2.000 muertos y 200.000 desplazados.

– **23 diciembre 2018:** Un tsunami golpea sin activar las alarmas el estrecho de Sonda, que separa las islas indonesias de Sumatra y Java. El balance provisional es de 168 muertos y 745 heridos.

EL TSUNAMI DEVASTADOR

A veces el planeta parece conjurar todas sus fuerzas para generar peligrosas acciones sísmicas. Lo normal es que tanto un terremoto como un maremoto capaz de provocar un tsunami tengan un epi-

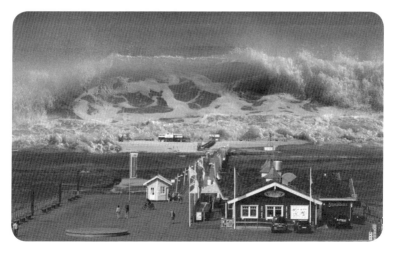

Los tsunamis locales son devastadores y se consideran los más peligrosos por su inmediatez y porque pueden causar miles de víctimas.

centro. Pero si lo que nos preocupa es la posibilidad de padecer una gran catástrofe que ponga en riesgo la continuidad como especie, debemos prestar atención a los llamados seísmos con epicentros en cadena. Los días 21 y 22 de mayo de 1960 se produjeron, en dos fases, un total de 56 movimientos en cadena, con la misma cantidad de epicentros, que afectaron una extensión de 1.300 km y una superficie de alrededor de 400.000 km². Aunque el número de muertos no superó al del último tsunami asiático, sigue siendo considerado como el más devastador de la historia.

El día de la muerte: 21/5/1960

El terror comienza con 19 epicentros que afectaron toda la península de Arauco en Chile. La sacudida, que fue de 7.7 grados en la escala Richter, no era más que un aperitivo de lo que vendría después. A las tres menos cinco de la tarde del día 22 y durante diez minutos, se detecta un gran seísmo en el mar. Algo así como una explosión en cadena, considerada la mayor registrada por la humanidad, que contaría con 37 epicentros capaces de provocar un terremoto de 9,5 en la escala Richter. La catástrofe afectó a trece provincias chilenas. Las ruinas se extendieron por todas partes y, si bien se carece de datos contrastados, se calcula que perecieron más de 10.000 personas.

El oleaje que provocó el tsunami que arrasó Chile fue capaz de desplazar un navío de 3.000 toneladas que saltó por encima del rompeolas debido a que el mar ascendió cinco metros por encima de su nivel normal. Minutos después, una segunda ola de ocho metros de altura envistió la costa a 200 km por hora, destrozando todo lo que encontró a su paso. Los testimonios aseguraron que la segunda ola se retiró de golpe produciendo un ruido de «succión monstruosa». Una hora más tarde aparecería la tercera ola. Alcanzó los trece metros y envistió la costa a 100 km por hora.

¿Puede volver a pasar?

La hipótesis no es descabellada. De hecho, los investigadores creen que en cualquier momento no una sino varias sucesiones de terremotos y maremotos en cadena pueden hacer temblar la Tierra más de lo que sería deseable o, mejor dicho, soportable.

El problema no es la existencia de un gran movimiento sísmico, sino la posibilidad de que uno despierte a otro y así sucesivamente. Si la Tierra decidiera "recolocarse" y lo hiciera con fuerza en el Océano Pacífico, podría volver a afectar a la costa oeste del continente americano, como sucedió en el caso Valdivia. Ello podría generar otros movimientos capaces de provocar terremotos con epicentros más al oeste, en dirección a Oceanía, alentando a su vez la posible activación en cadena de terremotos en el Océano Índico.

¿Tsunamis en España?

La Península ibérica no está exenta del peligro de los tsunamis. Si somos realistas y partimos de la base de que no hace falta que se produzca una gran ola, como la asiática, para vivir un maremoto en nuestras inmediaciones, debemos recordar que desde el año 218 antes de nuestra Era se han registrado al menos 23 manifestaciones del tipo tsunami. Es de suponer que se hayan producido otros que pudieron pasar desapercibidos.

A causa del gran tsunami asiático en el 2004, los expertos españoles en sismología marina dieron la voz de alarma. Si bien un terremoto de la magnitud del asiático es bastante difícil en nuestras inmediaciones, no es menos cierto que, más o menos cada cien años, se suelen producir terremotos en lugares cercanos a España que tienen consecuencias sobre el nivel del mar. Los sismólogos consideran que nuestro país no está preparado adecuadamente para la detección de los fenómenos del tsunami.

El último tsunami registrado en España tenía el epicentro en Argelia y causó graves daños en las embarcaciones de las islas Baleares y en la costa peninsular mediterránea. De hecho, el Instituto Geográfico de España registró en las ciudades insulares de Mahón y Palma una variación del nivel del mar, donde ascendió entre 10 y 15 cm. Numerosas embarcaciones fueron literalmente escupidas del agua en los momentos de mayor actividad.

EL "ESPERADO" TSUNAMI DE LAS ISLAS CANARIAS

Un grupo de vulcanólogos dirigidos por el profesor universitario Bill McGuire está convencido de que un día, quizá no muy lejano, se puede producir un gran tsunami capaz de superar el peor tsunami imaginable. Los investigadores creen que el centro de la tragedia serán las islas Canarias. Suponen que concretamente todo empezará en las entrañas del volcán Cumbre Vieja, el más activo del archipiélago, que está situado en la isla de La Palma.

El tsunami empezaría a partir de una erupción capaz de desplazar y de partir la ladera de la isla en la que está situado, y lanzar al mar una masa rocosa de algo más de 500 kilómetros cúbicos que generaría olas de entre 100 y 900 metros de altura, y que podrían viajar a unos 700 km por hora. En el peor de los casos, la secuencia de olas gigantescas llegaría a África, la Península ibérica, Francia, Reino Unido, y podría incluso alcanzar el continente americano de norte a sur con olas que, luego de haber atravesado el Océano Atlántico, rondarían los 20 metros de altura. La estimación de la tragedia es que podrían morir alrededor de 100 millones de personas.

¿SE PUEDE PERCIBIR EL PELIGRO?

Determinados tipos de ratones parecen enloquecer poco antes de un terremoto. Los peces llamados siluros, 24 horas antes de un terremoto, se agitan y comportan de forma anómala. Otros casos singulares son los de los pollos y gallinas que, en la región italiana de Friuli, pocas horas antes de un terremoto, se intentaban subir a los árboles, mientras los conejos de golpeaban con reiteración la cabeza y los peces saltaban sobre la superficie y parecían querer salir del agua.

Curiosamente, mientras 300 mil personas perdían la vida a raíz del tsunami en el sudeste asiático, salvo algunos animales domésticos como perros, gatos o vacas, no hubo muertos entre los animales salvajes. Algo digno de mención si tenemos en cuenta que las aguas anegaron el parque nacional de Yala, que es una reserva natural entre cuyos habitantes hay cocodrilos, felinos, elefantes y orangutanes. ¿Conocían los animales lo que se les venía encima?

Los seres humanos no tienen la capacidad de detectar los pequeños seísmos que acontecen a diario en el planeta. Nuestros sistemas técnicos de predicción, basados en los sismógrafos, tan solo pueden auspiciar el 50% de las catástrofes. Podemos analizar las deformaciones del nivel del suelo, las variaciones en los campos magnéticos, las inclinaciones de los terrenos, etc. Por supuesto es factible recurrir también al estudio de las imágenes vía satélite que advierten de los cambios de temperatura y de los incrementos del gas Radón en las aguas. Podemos intuir pero no predecir con seguridad la Gran Catástrofe.

Las investigaciones realizadas respecto de la intuición animal para predecir terremotos parecen demostrar que tanto los reptiles como los mamíferos están dotados de una sensibilidad especial que les permite captar la sutileza de sonidos y señales invisibles para los seres humanos. No se sabe con qué conectan, pero sí se conoce que cuanto más alejados se encuentran del hombre, mayor es su capacidad psíquica de percibir las pequeñas señales de la Tierra.

¿Podemos arder engullidos por el suelo?

Gaia tiene más armas de destrucción masiva a su alcance en sus profundidades. Si el planeta decide un día cambiar la superficie radicalmente, solo tiene que hacer subir la masa ígnea que está bajo nuestros pies a mayor ritmo de lo que lo hace habitualmente.

Hay muchos volcanes en nuestro planeta, si bien es cierto que la mayoría están inactivos desde hace siglos e incluso milenios. Mucho antes, en los albores de nuestro orbe, los volcanes fueron los verdaderos arquitectos de la geología del planeta que conocemos hoy. Ellos crearon más del 80 por ciento de la superficie de nuestro planeta, sentando las bases que han permitido que la vida prospere. Su fuerza explosiva crea montañas y cráteres. Los ríos de lava se extienden en paisajes sombríos. Pero a medida que pasa el tiempo, los elementos descomponen estas rocas volcánicas, liberando nutrientes de sus prisiones pedregosas y creando suelos notablemente fértiles que han permitido que las civilizaciones florezcan.

Hay volcanes en todos los continentes, incluso en la Antártida. Unos 1.500 volcanes todavía se consideran potencialmente activos en todo el mundo hoy en día.

Pero cada volcán es diferente. Algunos reviven en erupciones explosivas, como la erupción del monte Pinatubo en 1991, y otros arrojan ríos de lava en lo que se conoce como erupción efusiva, como la actividad de 2018 del volcán Kilauea de Hawai. Todas estas diferencias se deben a la química que impulsa la roca fundida. Las erupciones efusivas son más comunes cuando el magma es menos viscoso o líquido, lo que permite que el gas escape y el magma fluya por las laderas del volcán. Sin embargo, ocurren erupciones explosivas cuando la roca viscosa fundida atrapa los gases y aumenta la presión hasta que se libera violentamente.

La mayoría de los volcanes en el mundo se forman a lo largo de los límites de las placas tectónicas de la Tierra, extensiones masi-

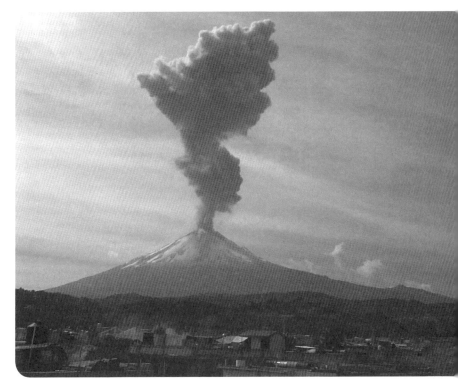

La fuerza explosiva de los volcanes puede arrasar regiones enteras y crear nuevas montañas y cráteres.

vas de la litosfera de nuestro planeta que cambian continuamente, chocando entre sí. Cuando las placas tectónicas chocan, a menudo se hunde profundamente debajo de la otra en lo que se conoce como una zona de subducción.

A medida que la masa de tierra descendente se hunde profundamente, las temperaturas en la tierra, y las presiones suben, liberando agua de las rocas. El agua reduce ligeramente el punto de fusión de la roca suprayacente, formando magma que puede llegar a la superficie, la chispa de la vida para despertar un volcán dormido.

Sin embargo, no todos los volcanes están relacionados con la subducción. Otra forma en que se pueden formar los volcanes es lo que se conoce como volcanismo de puntos calientes. En esta situación, una zona de actividad magmática, o un punto caliente, en medio de una placa tectónica puede empujar hacia arriba a través de la corteza para formar un volcán. Aunque se cree que el punto de acceso en sí es en gran parte estacionario, las placas tectónicas continúan su marcha lenta, construyendo una línea de volcanes o islas en la superficie. Se cree que este mecanismo está detrás de la cadena volcánica de Hawai, una de las más activas del planeta.

ERUPCIÓN EN EL MONTE TABORA

La erupción más mortal en la historia registrada fue la explosión de 1815 del monte Tabora en Indonesia. La explosión fue una de las más poderosas jamás documentadas y creó una caldera, esencialmente un cráter, de 2,5 kilómetros de ancho y más de 1.000 metros de profundidad. Un penacho sobrecalentado de ceniza caliente y gas se disparó a 50 kilómetros hacia el cielo, produciendo numerosos flujos piroclásticos cuando colapsó.

La erupción y sus peligros inmediatos mataron a unas 10.000 personas. Pero ese no fue su único impacto. La ceniza volcánica y el gas inyectado en la atmósfera oscurecieron el sol y aumentaron la reflectividad de la Tierra, enfriando su superficie y causando lo que se conoce como el año sin verano. El hambre y la enfermedad durante este tiempo mataron a unas 82.000 personas, y las condiciones sombrías a menudo se consideran la inspiración para los cuentos de terror góticos, como *Frankenstein* de Mary Shelley.

Aunque ha habido varias grandes erupciones en la historia, las erupciones volcánicas hoy en día no son más frecuentes que hace una década o incluso un siglo atrás. Al menos una docena de volcanes entran en erupción un día determinado. Igualmente, es mejor no acercarse demasiado a los volcanes más peligrosos, que son estos:

– **Novarupta:** Ubicado en el Parque y Reserva Nacional Katmai de Alaska, el volcán Novarupta se formó en 1912 en una erupción que fue la más grande del mundo en el siglo xx, enviando al aire casi 30 kilómetros cúbicos de cenizas y escombros y produciendo un flujo de cenizas tan fuerte que se formó El Valle de los Diez Mil Humos.
  Si bien el área inmediata que rodea a Novarupta no está poblada, la erupción de 1912 formó una nube que llovió cenizas sulfurosas en el sur de Alaska y partes de Canadá. Después de tres días, las personas cercanas habían sucumbido al dolor ocular y problemas respiratorios causados por las cenizas.
  La erupción que creó Novarupta no es típica de los tipos de erupciones en la región, sin embargo, más de una docena de volcanes activos permanecen bajo vigilancia por vulcanólogos en la zona en un esfuerzo por proteger al público del peligro.

– **Pinatubo:** Situado en una región poblada de Filipinas, se hizo famoso después de una gran erupción en 1991, la segunda más grande del siglo xx, siguiendo de cerca a Novarupta. Si bien Pinatubo no tenía antecedentes de erupciones explosivas antes, la de 1991 mató al menos a 722 personas después de producir flujos piroclásticos que formaron una caldera llena de lagos en el volcán. Hoy, más de 21 millones de personas viven a menos de 100 kilómetros de Pinatubo.

– **Vesubio:** En Italia ha sido una figura amenazante desde que una erupción en el 79 aC enterró la ciudad de Pompeya. En los últimos 17.000 años, el volcán ha sufrido ocho grandes erupciones explosivas que fueron seguidas por grandes flujos piroclásticos. La última erupción conocida del Vesubio ocurrió en 1944. El gobierno italiano tiene múltiples planes preparados para una posible erupción en el futuro. Según la base de datos, al menos seis millones de personas viven en las cercanías del Vesubio.

– **Monte Rainier:** Varios factores hacen que este sea uno de los volcanes más peligrosos en los EE.UU. El calor de los flujos de lava del Monte Rainier podría derretir la nieve y el hielo en el volcán, causando un rápido flujo de lodo, rocas y escombros aguas abajo llamado *lahar*. Los lahares enormes son el mayor riesgo que plantea una erupción en el Monte Rainier. Más de dos millones de personas se verían afectadas por una erupción.

– **Agung:** Ubicado en Indonesia, este volcán se halla en erupción continua, si bien se trata de pequeños temblores y expulsiones de magma. Su última gran erupción fue en 1963, una de las erupciones más devastadoras en la historia del país. Duró once meses, produciendo una peligrosa caída de cenizas y flujos piroclásticos que provocaron más de mil muertes y daños a la propiedad por varios de miles de millones de dólares. Se han observado continuamente columnas de cenizas sobre el volcán a lo largo de 2018, luego de una erupción en noviembre de 2017. El volcán se encuentra en una región con una población de aproximadamente cuatro millones de personas.

- **Fuji:** El famoso volcán de Japón no ha estallado desde 1707, cuando un gran terremoto a principios de ese año probablemente lo desencadenó. En 2014, los expertos advirtieron que Fuji estaba en riesgo de otra erupción después del terremoto de magnitud 9,0 que golpeó a Japón en 2011. Según los investigadores, el terremoto aumentó la presión por debajo de Fuji. La erupción de 1707 envió cenizas y escombros al aire que incluso llegaron a Tokio. Si Fuji vuelve a entrar en erupción, más de 25 millones de personas en los alrededores podrían verse afectadas.

LAS PANDEMIAS COMO MECANISMO DE DEFENSA

Para terminar con el arsenal que tiene Gaia para defenderse de nosotros, muchos seguidores de esta teoría del organismo sintiente planetario apuntan hacia las pandemias mundiales, que están directamente relacionadas con la actividad humana de manipulación de microorganismos y, sobre todo que el homo sapiens se ha revelado como una especie invasora contra la que hay que combatir.

Por horrible que parezca la pandemia de Covid-19 es simplemente un síntoma de disfunción ecológica humana grave. La realidad general es que la empresa humana está en un estado de exceso, y eso afecta claramente al planeta, que parece que sigue intentando defenderse.

Estamos utilizando los bienes de la naturaleza y los servicios de soporte vital más rápido de lo que los ecosistemas pueden regenerarse. Simplemente hay demasiadas personas que consumen demasiadas cosas. Incluso con los niveles actuales de consumo promedio mundial, la población humana supera con creces la capacidad de carga a largo plazo de la Tierra. Necesitaríamos casi cinco planetas similares a la Tierra para soportar solo a la población mundial actual de forma indefinida según los estándares actuales. La teoría de Gaia nos dice que la vida crea continuamente las condiciones necesarias para la vida. Sin embargo, la humanidad se ha vuelto deshonesta, destruyendo rápidamente esas condiciones.

Los ecologistas tienen claro qué está pasando realmente:

– Que la pandemia actual es una consecuencia inevitable de que las poblaciones humanas en todas partes se expandan a los hábitats de otras especies con las que hemos tenido poco contacto previo.

– Que la pandemia es el resultado de personas a veces desesperadamente empobrecidas que comen carne de animales silvestres, la carne de especies silvestres que transportan patógenos potencialmente peligrosos. Esa enfermedad contagiosa se propaga fácilmente debido a la densificación y la urbanización, pensemos en Wuhan o Nueva York, pero particularmente debido al grave hacinamiento de personas vulnerables en los barrios marginales y barrios del mundo en desarrollo.

– Que el coronavirus prospera porque tres mil millones de personas aún carecen de instalaciones básicas para lavarse las manos y más de cuatro mil millones carecen de servicios de saneamiento adecuados. Cuando se trata de números humanos, todo lo que sube tiene que bajar.

Nada de esto es visible a través de nuestra lente económica actual que supone una economía de mercado globalizada y en constante crecimiento. A pesar del mito prevaleciente, nada en la naturaleza puede crecer para siempre. La discusión en la corriente principal se enfoca obstinadamente en derrotar al coronavirus, facilitando la recuperación, restaurando el crecimiento y volviendo a la "normalidad". Pero volver a esa normalidad o "nueva normalidad" tras la pandemia garantiza una repetición. Habrá otras pandemias, potencialmente peores que esta. A menos, por supuesto, que alguna otra forma de retroalimentación negativa nos llegue primero. Como hemos visto más arriba, no faltan candidatos potenciales. Volcanes, terremotos, supertormentas...

Hay que pensar en esta pandemia como una bandera amarilla de lo que la naturaleza aún puede guardar para nosotros si no hacemos algo al respecto. La Tierra tendrá su venganza a menos que demos unos pasos atrás y reformulemos muchas de nuestras actitudes para con ella. Hay que acabar con la miopía natural de los humanos (o al menos de muchos de los que nos gobiernan), pensar en las generaciones futuras y abandonar nuestra narrativa de crecimiento perpetuo.

Nos guste o no, estamos al final del crecimiento. La pandemia inducirá una recesión y posiblemente una depresión global, lo que probablemente reducirá el producto mundial bruto en una cuarta parte.

Hay buenas razones para pensar que no puede haber una "recuperación" de lo "normal", incluso si somos lo suficientemente idiotas como para intentarlo. La nuestra ha sido una economía apalancada. Miles de empresas marginales quedarán en bancarrota, algunas serán compradas por otros con bolsillos más profundos (mayor concentración de riqueza) pero la mayoría desaparecerá. Millones de personas quedarán desempleadas, posiblemente empobrecidas sin el apoyo público continuo.

Los cielos despejados y las aguas más limpias deberían inspirar un ingenio esperanzador. De hecho, si deseamos prosperar en un planeta finito, no tenemos más remedio que ver la pandemia de la Covid-19 como vista previa y nuestra respuesta como ensayo general para algo mejor. Nuevamente, el desafío es diseñar una contracción segura, suave y controlada de la empresa humana. Seguramente está dentro de nuestra imaginación colectiva construir socialmente un sistema de economías nacionales globalmente interconectadas pero autosuficientes que satisfagan mejor las necesidades de una familia humana más pequeña.

El objetivo final de la planificación económica en todas partes ahora debe convertirse en garantizar que la humanidad pueda prosperar indefinidamente y de manera más equitativa dentro de los medios biofísicos de la naturaleza. Gaia es una tipa dura de pelar. Y con Gaia no se juega...

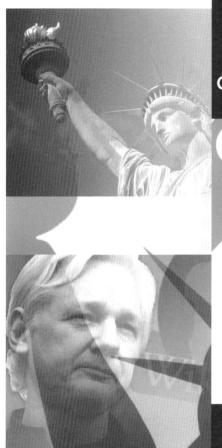
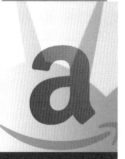

MÁS ALLÁ DEL CORONAVIRUS

QUINTA TROMPETA

Apocalipsis de la libertad

Vivimos "hiperconectados", en microsegundos accedemos a una casi infinita cantidad de datos que se nos presentan en varios formatos que, la mayoría de las veces, asumimos como ciertos, sin fijarnos demasiado de dónde vienen o quién los ha elaborado. ¿Qué es eso? Sencillamente la puerta de acceso a nuestra privacidad, esa que ya no existe. Pero hay más, esa conexión facilita la difusión de noticias que no siempre son lo que parecen.

"Esto ya se sabía… Esto debía pasar"

Frases como esas que aparecen de la sabiduría popular cuando ocurre algo evidente, se convierte en relevante con noticias vinculadas a la pandemia o a la Covid-19. Y es que numerosas investigaciones europeas dan como escalofriante resultado que una mayoría de la población ya sabía o intuía que algo se estaba cociendo en los laboratorios y que era cuestión de tiempo que padeciéramos sus efectos. El resultado de esta "creencia" autoinoculada es sencillo, las noticias conspiranoicas, de la manipulación y hasta me atrevería a decir que vinculadas a seres de otros mundos, han corrido con tanta fuerza y naturalidad creíble, como aquellas otras que intentaban explicarnos la realidad…, en el caso que solo haya una.

Veamos un ejemplo: Los investigadores de la Universidad de Oxford realizaron varios estudios y quedaron estupefactos al descubrir que creencias de índole manipulativo o conocidas como *fake news*, están mucho más extendidas de lo que se podía imaginar.

El estudio elaborado por la Universidad en Inglaterra determinó que el 15% de los encuestados estuvo de acuerdo "moderada" o "completamente" en que el coronavirus es un engaño y nada menos que un 38% considera que ha sido creado en un laboratorio con fines geoestratégicos. Siguiendo con estos datos un 26% tenía muy claro que era un intento deliberado de "reducir el tamaño de la población mundial". Y si hablamos de creencia política, la cosa va a más, ya que un 39% cree que los gobiernos engañan a la ciudadanía sobre la causa de la pandemia y el 44% asume que los medios de comunicación nos están alimentando con información deliberadamente errónea sobre el virus y el confinamiento para preparar un nuevo orden mundial o un cambio de ciclo político y social.

Dicho de otro modo, se ha hecho realidad aquello de "esto se veía venir". ¿Cómo es posible que haya aumentado la creencia en lo anómalo? "Cuando hay una amenaza, es más probable que las personas acepten determinadas teorías, por extravagantes que sean", lo explica Daniel Freeman, profesor del Instituto Nacional de Investigación en Salud del Departamento de Psiquiatría de la Universidad de Oxford y experto en paranoia, quien asegura que: "las amenazas, más cuando son globales, son el mejor caldo de cultivo para todo tipo de informaciones por descabelladas que sean y son el ingrediente perfecto para manipular la información". Y como no hay mal que por bien no venga, el experto indica que ciertas teorías de la conspiración pueden ser hasta "benéficas" ya que nos aportan "una cierta calma" al dar explicaciones a lo inexplicable y reduciendo en parte la incertidumbre.

Pero… ¿podemos terminar con la manipulación informativa? Es complicado, ya que como dice el experto Freeman: "Es una criatura resbaladiza. Estas informaciones se deben contrarrestar directamente y hacerlo cuesta tiempo y esfuerzo y la población en global, por sí misma, no lo hace. La transparencia, los procesos de razonamiento y la equidad deben ser claros en las respuestas institucionales. La confianza es la piedra angular de las comunidades y hasta ahora lo que vemos son informaciones confusas y hasta divergentes en algunos casos".

¿HIPERCONECTADOS O HIPERMANIPULADOS?

Si antes el conocimiento era un bien reservado a los poderosos con acceso a él, hoy en día el 75% de la humanidad está hiperconectada, o sea que unos 5.000 millones de personas poseen, y casi siempre llevan encima a todas horas, un dispositivo electrónico, generalmente un smartphone, conectado a Internet y a otras redes las 24 horas del día, con el cual tiene acceso a tantos datos que es casi imposible de cuantificar. Y son números engañosos, porque en la actualidad el número de suscripciones a líneas telefónicas (7.700 millones) supera el número de habitantes del planeta (7.400 millones). Se estima que para 2050 la población mundial aumentará hasta los 8.500 millones.

Los datos son casi aterradores. Desde 1950 el crecimiento mundial ha pasado de un billón a los casi ocho billones de la actualidad. Pero ¿cuándo y por qué creció tanto la población mundial? Pues porque se dieron tres factores clave, que son:

- El aumento de la esperanza de vida. Al mejorar las condiciones sanitarias gracias a los avances científicos, se produce una disminución de la mortalidad y, por lo tanto, es el factor que aumenta el tamaño de la población. La esperanza de

vida, que mide la edad de la muerte, se ha duplicado en todas las regiones del mundo.

- Disminución de la mortalidad infantil. La mortalidad a
  temprana edad tiene un impacto particularmente grande en
  el cambio demográfico.

- Aumento de las tasas de fertilidad. El rápido crecimiento de
  la población ha sido un fenómeno temporal en muchos países. Llega a su fin cuando el número promedio de nacimien-
  tos por mujer, la tasa de fertilidad, disminuye. Como vemos
  se ha frenado un poco el rápido crecimiento de la población.
  La tasa de crecimiento de la población mundial disminuyó
  de 2,2% por año hace 50 años a 1,05% por año.

Otro criterio interesante antes de entrar en materia de esta su-
puesta "libertad" digital de la que disfrutamos es la distribución
de la población mundial. Para ello hay que reformular el mapa del
mundo, no basándonos en cada área sino acorde a la población
que vive en ella. Nuestra comprensión del mundo a menudo está
determinada por mapas geográficos. Pero esto no nos dice nada
sobre en qué parte del mundo vive la gente. Para entender esto,
necesitamos observar la densidad de población.

A nivel mundial, la densidad de población promedio es de 25 personas por km², pero existen diferencias muy grandes entre países.
Muchas de las islas pequeñas o estados aislados del mundo tienen
grandes poblaciones para su tamaño. Macao, Mónaco, Singapur,
Hong Kong y Gibraltar son los cinco más densamente poblados.
Singapur tiene casi 8.000 personas por km², 200 veces más denso
que los Estados Unidos y 2.000 veces más que Australia. De los países más grandes, Bangladesh es el más densamente poblado con
1.252 personas por kilómetro cuadrado, casi tres veces que su ve-

cino, India. Le siguen Líbano (595), Corea del Sur (528), Países Bajos (508) y Ruanda (495 por km²) que completan los cinco primeros. Los países menos poblados del mundo son Groenlandia, con menos de 0,2 personas por km², seguida de Mongolia, Namibia, Australia e Islandia. Así se ve el mundo de esta manera. En un mapamundi estándar, tendemos a centrarnos en los países más grandes por área, pero no siempre es donde vive la mayor cantidad de personas. Es este contexto el que necesitamos si queremos entender cómo están cambiando las vidas de las personas en todo el mundo. Y dependiendo de dónde vivas, las condiciones de vida son muy desiguales en diferentes lugares de nuestro mundo actual. Y también han cambiado con el tiempo: en algunos lugares las condiciones de vida cambiaron dramáticamente, en otros más lentamente. Nuestras historias individuales se desarrollan en medio de estos grandes cambios y desigualdades globales, y son estas circunstancias las que determinan en gran medida cuán saludables, ricos y educados seremos cada uno de nosotros en nuestras propias vidas. Sí, nuestro propio trabajo arduo y nuestras opciones de vida son importantes. Pero estos importan mucho menos que la gran cosa sobre la que no tenemos control: dónde y cuándo nacemos. Este factor único, completamente aleatorio, determina en gran medida las condiciones en que vivimos nuestras vidas. La desigualdad global de hoy es la consecuencia de dos siglos de progreso desigual. Algunos lugares han visto mejoras dramáticas, mientras que otros no. El objetivo debería ser igualar las probabilidades y dar a todos, sin importar dónde nacen, la oportunidad de una buena vida. A muchas personas les parece inherentemente injusto que algunas personas puedan disfrutar de vidas saludables, ricas y felices, mientras que otras continúan viviendo con problemas de salud, pobreza y dolor. Para ellos, lo que importa es la desigualdad en los resultados de la vida de las personas. Para otros, es la desigualdad de oportunidades, la oportunidad de lograr buenos resultados, lo que es injusto.

LA ILUSIÓN DE LA LIBERTAD

Pero con un móvil "somos libres", tenemos acceso y comunicación con todo aquel que también tenga uno en cualquier parte del mundo. Bueno, de nuevo, depende de dónde vivas. Tener un smartphone te puede servir para jugar al solitario, escribir notas o usar la calculadora, pero si no hay red disponible, no sirve para mucho más.

Datos de 2019 nos muestran quién tiene acceso a Internet. En países como Canadá, Suecia y Japón, el porcentaje está por encima del 90%. En el club del 80% están España, Arabia Saudí o Australia. Un poco por debajo vienen Estados Unidos, Rusia y Argentina. Luego en la franja del 60% tenemos Brasil, México o Italia. China se halla en la franja del 50% junto a Irán y Filipinas. Entre el 40 y el 20% tenemos a países como Indonesia, Mongolia, India, Angola o Sudán. Y los últimos lugares los ocupan la mayoría de países africanos (Chad, Congo, Mauritania, Mozambique, Madagascar, etc.), islas del Pacífico como Papúa Nueva Guinea y Afganistán.

¿Quiere decir esto que son menos libres estas personas que tienen muy poco o casi ningún acceso a la red de redes? Pues depende de cómo lo miremos, porque puede resultar que en un futuro cercano lo mejor va a ser no estar permanentemente conectados a no ser que no queramos estar constantemente monitorizados, ya sea por nuestro gobierno o por las grandes corporaciones que quieren guiar nuestros destinos.

La tecnología expande nuestra libertad de muchas maneras. Desde los albores de la humanidad, los nuevos inventos nos han ayudado a alcanzar mejor nuestros objetivos, de manera más rápida y eficiente. Sin embargo, los cambios fueron lentos y tardaron siglos para que las nuevas tecnologías se perfeccionaran y se extendieran. La Revolución industrial aceleró este proceso, al igual que las computadoras. Lo que vemos ahora con el aumento de la inteligencia artificial, la robótica y el *big data* no solo que acelera el ritmo del cambio, sino que es el equivalente digital de la energía nuclear. Usado sabiamente, será un gran paso para la humanidad. Y, al contrario, podría conducir a su fin.

Desde el comienzo de Internet, hemos tenido la extraña costumbre de creer que las nuevas empresas tecnológicas son simplemente buenas. Google y Wikipedia han establecido un acceso sin precedentes al conocimiento del mundo, Facebook nos ha conectado con amigos, Amazon y otros sitios de comercio electrónico han facilitado las compras y nos han ahorrado casi tanto tiempo como la lavadora. Excepto por el aspecto adictivo del uso de teléfonos móviles, la mayor parte de la tecnología ha cambiado nuestras vidas para mejor. Por lo tanto, hemos renunciado a nuestra privacidad, ofreciendo todos nuestros datos a esas empresas nuevas a cambio de más comodidad. La libertad nunca ha parecido estar en cuestión. Además, las nuevas posibilidades prometían ampliarlo aún más, ofreciéndonos formas más accesibles de viajar, trabajar o incluso encontrar a nuestra media naranja.

NO SEAS MALVADO

El lema corporativo original de Google era: "No seas malvado". Recientemente, comenzamos a perder nuestra ingenuidad sobre este paradigma. Las discusiones sobre el impacto social de Uber o Airbnb y sus políticas de evasión de impuestos dejaron una huella sólida en la imagen "virgen" de las nuevas empresas tecnológicas. Al principio, el público aplaudió la "economía compartida", diciendo que los reguladores tienen que ponerse al día con la tecnología y no bloquearla. Eran símbolos de libertad y espíritu creativo y emprendedor que se adelantó a su época. Pero con el tiempo, el entusiasmo disminuyó y ahora las ciudades que prohíben sus operaciones son aplaudidas con aplausos cada vez mayores.

Pero el verdadero momento decisivo llegó con el advenimiento de las *fake news* (noticias falsas). Las acusaciones hacia Cambridge Analytica y Facebook de robar datos de usuarios y manipular información con fines políticos demostraron un presentimiento cada vez mayor de que no se puede confiar en las empresas de tecnología. Las cada vez más mejoradas Inteligencias Artificiales se integran en automóviles autónomos, los robots comienzan a reemplazarnos en nuestros trabajos, las ciudades inteligentes utilizan tecnologías de vigilancia que combinan grandes datos con visión artificial que pueden rastrear a cualquier persona, en cualquier lugar, en tiempo real. Estas tecnologías se han vuelto omnipresentes y omnipotentes. Esta es quizá la última oportunidad para que reflexionemos al respecto y asegurarnos de que las empresas tecnológicas no crucen la línea del paradigma de "no seas malvado". Hay mucho en juego: es nuestra propia existencia como humanidad. Si queremos retener la libertad y la humanidad, tendremos que renunciar, al menos parcialmente, a nuestro esfuerzo por la perfección, la comodidad y la seguridad. Ya hay campañas en todo el mundo de desobediencia que instan a rebelarse y romper intencionalmente las reglas o incluso la ley.

El mundo en el que la tecnología elimina los errores humanos es un mundo en el que nos estamos convirtiendo en esclavos de los maestros de las máquinas o de las propias máquinas. Y este mundo ya es una realidad para casi una de cada seis personas, ya que China lanzó su Sistema de Crédito Social a una escala más amplia en 2018, utilizando una combinación de múltiples tecnologías para calificar las acciones de sus ciudadanos y castigarlos por mal comportamiento, por ejemplo limitando el acceso a algunos servicios públicos a aquellos con bajo puntaje de "reputación". Este es solo un esquema piloto que se expandirá aún más para finalmente monitorear y calificar casi todos los aspectos de la vida de las personas.

Con China cobrando cada vez más importancia en el orden mundial, este futuro también puede ser pronto global.

NOS ESPÍAN... Y LO SABEMOS

La libertad de expresión es uno de los pilares de la democracia moderna, y el derecho a la privacidad de nuestras comunicaciones forma parte de ella. Durante el siglo pasado, se decía que, en algunas dictaduras, abrían cartas con vapor para que el espionaje pasara desapercibido, leían el contenido para detectar pensamientos divergentes, volvían a cerrar los sobres y dejaban que las cartas llegaran a sus destinatarios sin levantar sospechas.

Hoy, cuando enviamos un mensaje desde la intimidad simulada que nos brindan nuestros dispositivos electrónicos, se rastrea mediante un complejo sistema de interceptación de comunicación.

La causa principal del problema es esta: Internet es una red diseñada para compartir información que, en el momento en que se creó, no estaba destinada a su uso actual, ni se tuvo en cuenta el problema de la privacidad. Cada vez que nos conectamos a un sitio web que no tiene https, cuando aparece un pequeño candado en nuestra URL, todas las interacciones que hacemos son claras. Esto significa que cualquiera que esté viendo nuestra conexión, que pasa por varios servidores intermedios, puede leer todo lo que escribimos, contraseñas, correos electrónicos, archivos adjuntos, además de la URL que estamos visitando.

Cuando hablamos de comunicaciones virtuales, correo electrónico y aplicaciones de mensajería, el problema se vuelve aún más complejo. Gmail y Hotmail, los dos proveedores de correo electrónico más comunes, conocen todo el contenido de todos los correos electrónicos que almacenamos con ellos. WhatsApp se ha cifrado desde abril de 2016, pero solo los mensajes. Telegram usa otras versiones de encriptación y los SMS tradicionales no están encriptados. En resumen: es muy fácil espiarnos.

El diseño de Internet siempre ha sido el problema, pero ni siquiera el *hacker* más paranoico del mundo hubiera imaginado la imagen aterradora que nos presentó Snowden en junio de 2013. La "Alianza de los Cinco Ojos" formada por Estados Unidos, Australia, Nueva Zelanda, Canadá y el Reino Unido: espía a todos los usuarios de Internet de manera consistente, sistemática y acumulativa. No es un detalle menor el hecho de que EE.UU. inventó Internet en primer lugar, y que es el país que más lo controla. Yahoo le dio a la Agencia de Seguridad Nacional (NSA), la agencia estadounidense dedicada al espionaje digital, acceso completo a todos los correos electrónicos de sus usuarios. Google respondió a las solicitudes de la NSA, pero no les dio acceso completo, y dado que la NSA lo consideró insuficiente, decidió ingresar ilegalmente a los servidores de Google y verificar la información de todos modos. Ninguna empresa de Internet está libre de estas presiones.

TUS DISPOSITIVOS ELECTRÓNICOS TE ESPÍAN

No solo Wikileaks lo dice, sino un tribunal de los Estados Unidos: nuestra SmartTV (según el modelo) nos espía sin pedir consentimiento. No solo puede grabar todo lo que estamos viendo, sino que incluso cuando no está encendido, puede grabar y compartir sus conversaciones privadas. Lo mismo sucede cuando activamos el control de voz de nuestro teléfono móvil: nos escucha. Todos estos datos están siendo procesados con el objetivo de espiarnos masivamente. En este proceso, los metadatos son de crucial importancia.

Los metadatos son los datos que describen los datos: fecha de creación, modificaciones, tamaño, formato, coordenadas GPS,

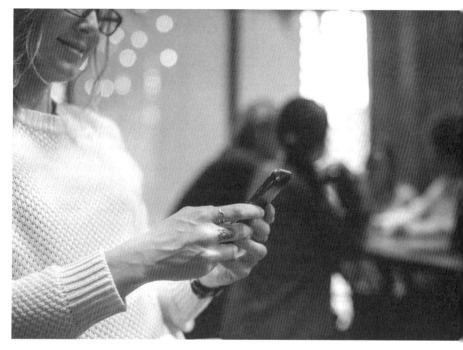

Los smartphones son un gran peligro para nuestra privacidad.

entre otros. Es sobre la base de esta información que se pueden determinar los comportamientos que las agencias analizan para medir el grado de vigilancia que necesitan aplicarnos. Los anuncios en Internet funcionan de manera similar: ¿cuántas veces, después de ver un producto en particular en alguna web, este producto nos persigue a través de anuncios en los otros sitios web que visitamos? Esto es solo publicidad, pero podemos imaginar fácilmente lo que pueden hacer las agencias de espionaje. Pensemos en lo que podría suceder si, por casualidad, tenemos la desgracia de coincidir dos veces en el mismo sitio que una persona que está bajo vigilancia del gobierno. Podemos ser acusados de complicidad solo por estar, literalmente, en el lugar y momento equivocados.

El espionaje digital no solo es masivo, también está personalizado. La Alianza de los Cinco Ojos ha estado espiando a líderes gubernamentales como Angela Merkel, magnates de Internet como Kim Dotcom, y se ha vuelto tan dominante que incluso Donald Trump se atreve a ser frívolo al respecto. Nos espían diferentes dispositivos de muchas maneras diferentes y con diferentes efectos: capturar todo lo escrito, enviar todas las acciones que realizamos mientras navegamos, acceder a todos nuestros mensajes de WhatsApp, usar la cámara web y el micrófono sin ser conscientes, entre muchos otros. El problema es tan real que incluso Mark Zuckerberg y James Comey, director de Facebook y el FBI respectivamente, taparon la cámara web de su computadora portátil como una medida contra el espionaje. Hay compañías como Hacking Team que venden spyware y sus principales clientes son gobiernos. Sus logros, es decir, los programas que utilizan para tomar el control de una computadora, se pueden adjuntar a un archivo de Word y así tomar el control de nuestro ordenador sin que se note cuando se abre el archivo. Entre los principales clientes de Hacking Team: los gobiernos de México, Italia, Marruecos, Arabia Saudita y Chile.

Pero no tiene que ser un gobierno: una simple búsqueda en Internet puede ofrecernos algunas licencias de programas muy avanzadas a un bajo coste, alrededor de 50 euros. El lema de uno de los programas más populares es: "Si tiene una relación comprometida, tiene hijos o administra empleados, tiene derecho a saberlo. Descubra la verdad, espíe su móvil".

Quiero recuperar mi privacidad

Edward Snowden, ciudadano estadounidense y antiguo empleado de la CIA que fue responsable de destapar algunas de las técnicas más sucias de espionaje tecnológico por parte de su gobierno y algunas de las grandes empresas del sector, dijo en 2015: "Argumentar que no te importa el derecho a la privacidad porque no tienes nada que ocultar es como decir que no te importa la libertad de expresión porque no tienes nada que decir".

No hay nada mejor que ponerse en su puesto de denunciante para comprender lo que hay que hacer. Debido a la complejidad de la sociedad moderna, a menudo son las personas sin conexiones con los medios las que se enteran de alguna mala práctica, un caso de corrupción o una violación de los derechos humanos. Probablemente, su acceso a esta información proviene del conocimiento recogido en su lugar de trabajo, o en una organización a la que pertenecen, o en el lugar donde viven. Si denuncian públicamente esta situación, es muy probable que su forma de vida se vea gravemente afectada. En muchos casos, incluso si denuncian el hecho de forma anónima, el acusado puede deducir la fuente.

En la mayoría de países no hay protección disponible para los denunciantes, ni hay una agencia que proteja a los funcionarios que denuncian malas prácticas en el sector público. Siendo así, y mientras seguimos esperando que se establezcan mecanismos de protección, la sociedad civil e iniciativas privadas han propuesto medidas para que las personas puedan informar de forma anónima y segura. Esto solo se puede lograr con el cifrado. En el mundo físico, cuando queremos mantener algo seguro, lo ponemos bajo llave. Nadie pensaría que una puerta sin llave es segura. En el mundo digital tienes que hacer la misma pregunta: ¿Quién tiene la llave? El primer servicio del que dudar es WhatsApp. Declaran que la puerta está cerrada y nadie puede entrar, pero no nos dan la llave. Ni siquiera tenemos que poner una contraseña para generarla: desde nuestro número, el servicio de mensajería genera una clave que, por supuesto, lo controla. Los mensajes están encriptados, pero cada vez que WhatsApp (o su propietario,

Facebook) quiere, puede leerlos. Lo mismo ocurre con cualquier otro servicio para el que no tenemos una contraseña.

El sistema más común para encriptar las comunicaciones es PGP (Pretty Good Privacy), que literalmente significa "bastante buena privacidad". Funciona con un sistema de clave pública, que comparte con todos los demás, y una clave privada, que tiene solo el usuario. Cuando alguien quiere enviarnos un mensaje, lo cifra con su clave pública y somos los únicos que pueden descifrarlo con nuestra clave privada. El equivalente en el mundo físico sería distribuir candados abiertos que, una vez cerrados, solo podemos abrirlos nosotros. El cifrado es la única forma de mantener privadas las comunicaciones y los archivos.

Si tenemos que enviar un mensaje que no deseamos que nadie rastree, olvidémonos de los mensajes y usemos el correo PGP. Aún mejor: usemos nuestros propios servidores o servicios no intrusivos que están disponibles en la red, como riseup.net u otras de ese estilo.

Actualmente existe una considerable batalla entre el cifrado y la seguridad nacional, y las tesis de seguridad nacional van ganando. En 2014, el programa de cifrado más utilizado y robusto se suspendió sin razón aparente. En 2015, un juez en España consideró que el uso de Riseup y el cifrado en las comunicaciones privadas era una circunstancia agravada. En 2016, el FBI admitió que podría romper el cifrado del iPhone y se negó a compartir su hallazgo con Apple. Para cambiar esta tendencia y permitir comunicaciones más seguras, nuestros gobiernos deberían comenzar a promover y distribuir herramientas de *software* gratuitas. Este es el camino que ciudades como Múnich en Alemania han comenzado a seguir y que, a la larga, les ayudará a liberarse de las grandes corporaciones multinacionales y a ser autosuficientes en tecnología de la información y gestión de la información en un contexto democrático. Pensemos que, para gobernar el país, todos nuestros parlamentarios están utilizando *software* que es propiedad y está controlado por compañías estadounidenses, y sí, podemos estar seguros de que también los están espiando.

Y la conclusión es… que lo tenemos mal francamente mal y oh qué casualidad, ahora con la pandemia comienzan a florecer aplicativos que nos van a permitir "preservar" nuestra salud a través del móvil al advertimos de la proximidad de zonas de contagio o incluso de la existencia de personas cercanas a esa inocente con la que vamos a compartir un café, que han estado contagiadas… ¿Información útil? Por supuesto, pero ¿privada? No, nunca lo ha sido pero ahora comienza a preocuparnos, en especial desde que los noticiarios y los defensores de la intimidad se están rasgando las vestiduras ante la aparición de estas nuevas apps de prevención, que supuestamente nos van a controlar. Controlados ya estamos, pero ahora se abre una nueva puerta a estarlo todavía más, al fin y al cabo es por nuestro bien, por nuestra salud.

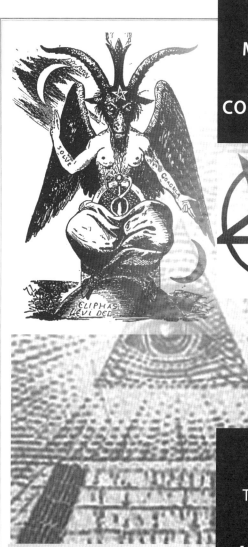

SEXTA
TROMPETA

**Apocalipsis
Fake**

LA INFODEMIA: PANDEMIA
Y DESINFORMACIÓN

Conocer los últimos datos sobre la incidencia y propagación del virus, saber quién lo ha fabricado, determinar desde dónde y para qué, tener acceso a remedios que lo paralicen… Los motivos para buscar la información al respeto de lo que está pasado son muchos y variados. Lo veíamos al inicio del libro con esa profecía falsa atribuida a Nostradamus. Por supuesto en esta pandemia está quien solo recurre a medios o informaciones negativistas, esas que culpabilizan de todo a los demás y luego están los que solo acuden a medios o informaciones positivistas, esas que nos cuentan que basta con aspirar polvo de ajo mezclado con gasolina para no padecer el virus.

Que la información es poder no es ninguna novedad pero ¿qué pasa cuando la información es falsa? ¿A quién beneficia? Como veremos estamos viviendo dos pandemias, la de la Covid-19 y la desinformativa.

Las teorías de la conspiración sobre el coronavirus han explotado en Internet, ya sea por la tecnología 5G que fríe nuestros cerebros, algún laboratorio misterioso que ha creado el coronavirus a propósito o que el mismísimo Bill Gates está detrás de la expansión del virus para después vendernos la vacuna con microchips incorporados para poseer nuestras mentes. Y hay muchas más.

Las teorías de la conspiración prosperan como nunca en una crisis y podríamos decir que son también un virus, una *infodemia* en este caso, que se propaga de manera muy rápida. Generalmente son provocadas por el miedo y la ansiedad, según la mayoría de psicólogos. Por eso, cuando las personas están asustadas y sienten una falta de control sobre el mundo que les rodea, las teorías de conspiración se convierten en el deseo de dar sentido a esas situaciones.

En cierto sentido, las teorías de conspiración son psicológicamente reconfortantes, pues parecen proporcionar una explicación que nos permite preservar las propias creencias en tiempos inciertos. Por eso muchos tienden a recurrir a estas bizarras explicaciones de la realidad cuando se sienten impotentes, desvalidos, inseguros.

Cuando Covid es por culpa del 5G

Algunas teorías pueden atribuirse en parte al miedo a la nueva tecnología, como la afirmación de que la nueva tecnología 5G ha causado o acelerado la propagación del nuevo coronavirus.

Un fenómeno muy común actualmente es el de sentirse alejado de la sociedad moderna, que es más compleja y difícil de comprender con las nuevas tecnologías y su constante avance y cambio. Esas personas tienen más probabilidades de recurrir a teorías de conspiración.

Cuando el coronavirus comenzó a extenderse, la teoría de la conspiración 5G cambió. Los teóricos conspiranoicos ahora creen que el lanzamiento de la tecnología 5G exacerbó la pandemia.

Mayor velocidad en dispositivos móviles

Las teorías de la conspiración sobre la tecnología 5G se remontan a antes de la propagación del nuevo coronavirus. Sin embargo, 5G, abreviatura de quinta generación de tecnología de comunicación inalámbrica, es un término general para la tecnología que hace que los dispositivos inalámbricos sean más rápidos y estén más conectados. Para el consumidor medio, solo significa mejores velocidades de conexión para dispositivos móviles.

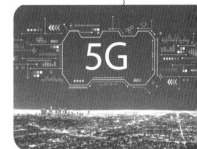

Muchas organizaciones de verificación de hechos y científicos de renombre, sin posible vinculación a compañías explotadoras de esta nueva tecnología, desmintieron estos rumores con datos irrefutables, pero durante todo el mes de abril, los que creían que sus cuerpos iban a ser atravesados por microondas nocivas quemaron 50 mástiles telefónicos en todo el Reino Unido, donde ya se lanzó la tecnología 5G. Mobile UK, una organización que representa a los cuatro operadores móviles de Gran Bretaña, confirmó que estima que los ataques están relacionados con la teoría de la conspiración.

Podemos afirmar que con el coronavirus, los anti-5G vieron la luz: esta nueva tecnología está ayudando a propagar el virus allá donde hay antenas de esta nueva tecnología.

Los creyentes abogan que degrada el sistema inmune y que los peligros están siendo cubiertos por fuerzas poderosas en la industria global de las telecomunicaciones, a los que no les importa que nos desintegremos lentamente cuando usamos el móvil o la tableta. Y como un virus, de hecho más rápido, la creencia se propagó por las redes sociales, que se llenaron de *fake news* y *fake facts* sobre los estragos que estaba causando el 5G.

Muchas celebridades, con una gran cantidad de seguidores, comenzaron a sugerir que podrían ser verdad estas afirmaciones al compartir la teoría de la conspiración en sus cuentas.

Desde entonces, los ingenieros de telecomunicaciones han sido escupidos, amenazados y perseguidos por las calles. Los mástiles telefónicos han ardido en toda Europa, amenazando con cortar las comunicaciones vitales en un momento de emergencia internacional al grito de "Fuck 5G". Y no solo en Europa, en países como Paraguay, Perú y Bolivia, muchos individuos salieron a quemar antenas de telecomunicaciones sin importarles mucho saber que en sus países esa tecnología ni siquiera está implantada...

Entonces, ¿por qué la gente cree en esta teoría? Los científicos confirmaron que la Covid-19, como la mayoría de virus de este tipo, se transmite a través de las gotas respiratorias y se apresuran a señalar que no se pueden transmitir gotas a través de ondas 5G o de ninguna otra onda.

Por lo tanto, esta teoría conspiranoica se puede desmontar fácilmente en dos pasos:

– En primer lugar, muchos de los países más afectados actualmente no tienen infraestructura 5G. Ejemplo: Irán tiene más de 300.000 casos confirmados y no tiene antenas 5G.

– En segundo lugar, la teoría de que la 5G es peligrosa para el sistema inmunitario es exactamente la misma afirmación que se hizo cuando se lanzaron 2G, 3G, 4G y WiFi. Y seguimos sin saber de casos en que esa tecnología haya afectado negativamente la salud de nadie.

Lo único remotamente cierto es que las ondas 5G son parte del espectro electromagnético y es cierto que la radiación de alta frecuencia al final de este espectro plantea peligros, si bien llevamos conviviendo con estas ondas desde el principio de los tiempos (no son un invento humano, es el resultado de su dominación y utilización por el ser humano) y aun no se han demostrado que ni siquiera una alta exposición plantee serios problemas ni en el sistema inmunitario ni de cualquier otra índole. Existen ondas de alta frecuencia que sí pueden causar daño interno a nuestros cuerpos si la exposición es demasiado grande, son las llamadas "ionizantes". Tomemos los rayos-X como ejemplo. Estos penetran en el cuerpo y se usan para imágenes médicas, por lo que la exposición del paciente debe ser limitada.

La tecnología 5G está en una banda de ondas de baja frecuencia, como el WiFi que utilizamos a diario, que son "no ionizantes". El peso abrumador de la evidencia científica ha demostrado que la radiación no ionizante no causa daño interno a nuestras células. Entonces, si escuchamos la ciencia, simplemente el 5G no puede estar detrás de la pandemia, ya sea propagando el virus o causando la degradación de nuestra sistema inmunitario.

CUANDO BILL GATES SE CONVIERTE EN GRAN HERMANO

En mayo, una encuesta en Estados Unidos (verdadera cuna de las teorías conspiranoicas) descubrió que el 44% de los republicanos, el 19% de los demócratas y el 24% de los independientes (en total el 87% de los votantes registrados en ese país) creen que Bill Gates, uno de los hombres más ricos del planeta, quiere usar la vacunación masiva contra el coronavirus para implantar dispositivos de rastreo en las personas.

A grandes rasgos, una de las imágenes más icónicas de esta pandemia será la cara de Bill Gates, el tipo que empezó en el garaje de su casa y acabó inventando el sistema operativo Windows con su empresa Microsoft, cuando en medio de una entrevista sobre otros temas, le preguntan si es cierto que en las vacunas que se preparan para luchar contra la Covid-19 u otras enfermedades (auspiciadas por su fortuna personal) van a llevar dispositivos de seguimiento microscópicos inoculados en el vacunado. Que si la vacuna, en resumen, lleva de premio un microchip para rastrear nuestros movimientos o aun peor, dominar nuestras mentes y voluntad...

Tras una breve pausa, Gates responde: "No hay conexión entre ninguna de estas vacunas y ningún tipo de seguimiento", dijo, absolutamente pasmado. "No sé de dónde sale eso."

El primer ingrediente de una buena conspiración es un elemento plausible. No se necesita que sea cierto, solo plausible. En este caso, los chips de seguimiento. En diciembre de 2019, un equipo de investigadores del MIT de Massachusetts publicó un artículo en la revista médica *Science Translational Medicine* que detalla cómo se puede administrar algo llamado "puntos cuánticos" en la piel para registrar las vacunas.

El creador del estudio, Kevin McHugh, profesor de bioingeniería en la Universidad de Rice en Estados Unidos e investigador principal del proyecto, dijo que estaba desconcertado por la idea de que su idea involucrara chips de seguimiento. La tecnología se ha probado en ratas, pero no aún en humanos. McHugh dijo que el punto señala que un paciente ha recibido una vacuna en un esfuerzo por mantener un registro preciso. Como es realmente difícil determinar quién recibió qué vacunas en el mundo en desarrollo porque no hay un buen mantenimiento de registros, la idea era, ¿podemos realmente tener algo que pueda informar a un trabajador de la salud qué vacunas se han administrado y, por lo tanto, cuáles aún se necesitan?

Los fondos para el proyecto fueron provistos por la Fundación Bill y Melinda Gates, lo que nos lleva al segundo ingrediente de una buena teoría de la conspiración: una persona real y en este caso, oh, sí, poderoso y rico. Muy poderoso y muy rico. Y como todos sabemos por las películas de James Bond y otras similares, una persona rica controla el mundo y quiere hacer cosas malas para poder seguir controlando la humanidad a su antojo.

¿Pero por qué Bill Gates en esta ocasión? En este caso concreto por dos razones: la Fundación Gates financia la investigación y las campañas mundiales de vacunación, y Gates es el cofundador de Microsoft Corp. Enfrentados a ambas cosas tendríamos, cual némesis ante estas fuerzas de la persona rica y malévola, el movimiento anti-vacunas y el movimiento anti-tecnología. ¿Quién se resiste a una oferta de 2x1?

El movimiento antitecnológico nos lleva al ingrediente final de una buena teoría de la conspiración: un elemento que lo hace viral. En este caso, el miedo a 5G y el poder de las redes sociales. Expertos en teorías de la conspiración en las redes rastrearon la cuenta exacta que convirtió esta teoría de la conspiración en un tema de tendencia en Twitter. La cuenta era *@5gcoronavirus19*, que envió 303 tuits en siete días.

No se sabe con claridad quién operaba esta cuenta, que se retiró casi tan rápido como apareció, pero logró crear tal impulso que otras plataformas lo recogieron desde allí. Los mismos expertos dijeron que no se necesita tener muchos seguidores para hacerlo, solo se necesita saber cómo funciona el algoritmo. A partir de aquí se abrieron las puertas del sinsentido.

Algo realmente importante es que la gente etiquetaba al presidente Trump en sus tuits, táctica habitual esta de recurrir a celebridades para ganar tracción y difusión gratuita que de otra manera sería imposible. Enseguida, celebridades de todos los ámbitos, en España fue notorio el ejemplo del cantante Miguel Bosé, se hicieron eco de este "escándalo" que llevaría a Bill Gates y a los suyos a la dominación total planetaria, como si se tratara del "Gran Hermano" de la famosa novela distópica *1984* de George Orwell, pero a través de microchips implantados en todos los seres humanos que fueran vacunados.

Y todo esto, además, venía de lejos. La fundación que dirige Bill Gates no es ajena a este tipo de acusaciones, como veremos en el siguiente apartado.

LAS VACUNAS NOS MATARÁN

En el momento en que se está intentando acelerar al máximo la creación de una vacuna contra la Covid-19, de la cual la OMS ya especula en el momento de escribir este texto que la enfermedad podría permanecer entre nosotros durante los próximos años, la apuesta por la vacunación ahora es más alta que nunca. Como la mayor parte del mundo espera ansiosamente el desarrollo de una vacuna y espera que la producción final satisfaga las demandas, podemos perder la lucha contra el coronavirus si un número significativo de personas se niega a ser vacunado. Y, sin embargo, eso es exactamente lo que hasta una cuarta parte de la población de EE.UU. dice que piensa hacer.

Una de las teorías que estamos padeciendo y que en el caso de coronarivus ha tenido mucha incidencia (como pasó con el SIDA) es que el virus se creó para vender vacunas que son creadas por laboratorios con el único fin de enriquecerse. Estos serían dos de los argumentos que esgrimen los anti-vacunas ante una de las mejoras sanitarias más importantes de la historia de la humanidad.

Siguiendo con el pobre Bill Gates, repasemos de qué le han acusado desde que dejó de dirigir Microsoft e invirtió una de las fortunas más grandes del mundo en intentar mejorar la salud a la gente más necesitada del planeta. O eso dice él...

- La Fundación Bill y Melinda Gates ha probado vacunas de manera insegura en niños de África e India, lo que ha provocado miles de muertes y lesiones irreversibles. Una publicación incluso sugirió que enfrenta un juicio en India (falso).

- Está acusado de lanzar una vacuna contra el tétanos en Kenia que incluye medicamentos para el aborto (falso de nuevo).

- Un vídeo en la web de la página de Facebook de *The New American Magazine* continúa con el tema de la despoblación masiva a través de las vacunas y el aborto, y también vincula a Gates con el Partido Comunista de China. Fue compartido 15.000 veces y visto 600.000 veces (también falso).

- Mientras tanto, un vídeo que acusa a Gates de querer inocular microchips a las personas ha obtenido casi dos millones de visitas en YouTube (más que probable que sea falso).

- Bill Gates admite que la vacuna contra el circa matará a 700.000 personas y el virus por sí solo ha matado a 300.000 (¿lo adivinan?: falso).

Entonces, ¿cómo se ha convertido el fundador de Microsoft, que ha invertido miles de millones en la atención médica global de la fundación filantrópica que dirige con su esposa Melinda, en el hombre del saco de los teóricos de la conspiración anti-vacunas? Y por extensión, todos aquellos profesionales de la salud que ahora tienen que salir en defensa de un sistema que funciona desde hace décadas, ¿cómo es que ahora se ven vilipendiados en las redes sociales cuando avisan del peligro de no vacunar a nuestros hijos?

Durante la última década, el movimiento anti-vacunas, que abarca a aquellos que generalmente están preocupados por la seguridad de las vacunas y simplemente hacen preguntas al respecto a los que tienen más creencias conspiranoicas contra las vacunas (por ejemplo, la falsa creencia de que el gobierno sabe pero deliberadamente oculta el hecho de que las vacunas causen autismo), han aumentado dramáticamente. Las creencias erróneas y las teorías de conspiración sobre las vacunas han desempeñado un papel importante en la pérdida de la inmunidad colectiva contra el sarampión y la consiguiente reaparición de esa enfermedad transmisible en todo el mundo. En la mayoría de países esta enfermedad había sido erradicada a principios del siglo XXI.

Cada vez es más evidente que los creyentes de las teorías de la conspiración de la Covid-19 están uniendo fuerzas con los creyentes de las teorías de conspiración anti-vacuna dentro de un movimiento en rápido crecimiento con la intención de montar una guerra de desinformación a gran escala contra las vacunas.

En el mes de mayo de 2020, el vídeo de la teoría de la conspiración *Plandemic*, un pseudo-documental de dudosa procedencia y aun más dudosas fuentes consultadas, promovió afirmaciones previamente desmentidas de que el coronavirus fue manufacturado en un laboratorio por el hombre y que el cofundador y filántropo de Microsoft Bill Gates (de nuevo) y / o miembros de diversas y malévolas empresas farmacéuticas e incluso gubernamentales, orquestaron deliberadamente la pandemia para beneficiarse de una futura vacuna. Fue visto por millones de personas antes de ser eliminado por plataformas sociales como YouTube y Facebook como información errónea falsa y potencialmente peligrosa, pero continúa circulando en Internet y es muy fácil de encontrar. Para aquellos de mentalidad conspirativa, su eliminación de la corriente principal es prueba fehaciente de que debe ser cierto.

Si bien las instituciones como la OMS y los Ministerios de Salud de los gobiernos de casi todos los países han intentado contrarrestar la *infodemia* médica con información confiable y precisa sobre las vacunas, la evidencia reciente sugiere que están librando una batalla perdida.

Una nueva investigación publicada en junio descubrió que las páginas de Facebook anti-vacuna superan en número a las páginas pro-vacuna en una proporción de 2 a 1, con seguidores que crecen más rápidamente e interactúan con otros grupos con una posible superposición ideológica, como grupos centrados en el "bienestar" o preocupaciones de seguridad más generalizadas.

Los autores de la investigación comparan esta expansión de los seguidores del grupo anti-vacunas en otros grupos, reclutando y convirtiendo a las personas a su ideología en el proceso, como una "batalla continua por los corazones y mentes de las personas en la guerra insurgente". Mientras tanto, los seguidores de los grupos pro-vacuna tienden a ser estáticos, sin evidencia de casi tanta interacción o conversión ideológica de los anti-vacunas.

En otras palabras, la guerra de información sobre las vacunas es un reflejo directo de la batalla más grande contra las enfermedades infecciosas, donde la propagación en línea de la desinformación antivacuna es un contagio y la vacuna informativa utilizada para inocular contra ella no está funcionando tan bien. Y como suele ser el caso, la "medicina" no nos funciona muy bien porque no la estamos tomando.

Para entender por qué esta batalla informativa se está perdiendo, al menos en las redes, primero debe entenderse que el movimiento anti-vacuna no es solo un grupo de personas preocupadas por las vacunas, sino una campaña política altamente organizada y estratégicamente coordinada. Y aunque sus miembros están compuestos de padres de ambos lados de la división política que están preocupados por sus hijos, hay fuerzas más grandes conspiradoras que operan detrás del escenario del movimiento.

Los defensores de la teoría de la conspiración a menudo sugieren que uno debe "seguir el dinero" para revelar las maquinaciones ocultas de las fuerzas conspirativas que están tirando de los hilos de la marioneta que es el mundo. De hecho, el año pasado, los investigadores determinaron que la mayoría de los anuncios contra la vacunación en Facebook fueron financiados por solo dos organizaciones, el Proyecto Mundial sobre el Mercurio dirigido por Robert Kennedy Jr. y la campaña Detener las Vacunas Obligatorias dirigida por Larry Cook.

Es curioso ver cómo los héroes y villanos son coronados o demonizados de manera variable dentro de las guerras de información sobre vacunas. Los psicólogos nos dicen que una respuesta, quizás la mejor respuesta, es el "razonamiento motivado". Seleccionamos a nuestros defensores políticos preferidos en función de las percepciones, ya sean precisas o no, de ideología e identidad compartidas, haciendo la vista gorda ante sus imperfecciones y conflictos de intereses de una manera que nuestros opuestos políticos no pueden entender.

Pero otra respuesta importante se remonta a la realidad de que el movimiento contra la vacunación que se presenta como una organización de padres preocupados no es solo eso, sino que también es una campaña de *astroturfing* (mensajes a priori espontáneos sin un emisor evidente detrás pero orquestados por organizaciones o personas con un interés claro en crear una opinión favorable sobre un tema) financiada por multimillonarios, similar a los que han estado financiando protestas contra las políticas de confinamiento exigiendo "abrir el país" a pesar del amplio apoyo público en contra de hacerlo. Y entonces, puede ser que, irónicamente, los teóricos de la conspiración contra la vacunación sean víctimas de una gran conspiración, una en la que poderosos millonarios intentan controlar su comportamiento, poniéndose en riesgo en el proceso.

Esto es, como mínimo, irónico, y parece que la ironía es poco apreciada cuando se habla de teorías de la conspiración. Los que se sienten atraídos por estas a menudo comienzan desde un lugar de desconfianza en expertos e instituciones de autoridad. Esta desconfianza a su vez los hace vulnerables a la desinformación y a ser manipulados por desinformación deliberada.

Durante la pandemia de 2020 la coalición de quienes están "buscando respuestas" sobre la seguridad de las vacunas y aquellos que están cada vez más inquietos por las órdenes de quedarse en casa y quedarse sin trabajo impulsan la propagación en línea de la información errónea contra las vacunas. La convergencia de las teorías de conspiración relacionadas con el coronavirus y las teorías de conspiración relacionadas con las vacunas parece estar dando como resultado la unión de dos compañeros de cama poco probables: liberales que se identifican con el movimiento anti-vacunas y conservadores y libertarios que ven las vacunas y las máscaras como símbolos de un gobierno opresivo y que les roba las libertades. Y parece que esta fusión puede ser una estrategia deliberada de quienes orquestan los movimientos para cualquier propósito mayor.

La investigación en los últimos años también ha revelado que no solo son unos pocos hombres de negocios ricos de todo el mundo con intereses creados los que están proporcionando combustible para el movimiento contra la vacunación y las protestas de "abrir el país". Las campañas internacionales de desinformación también están avivando las llamas de los debates en las redes y en medios de comunicación sobre vacunas para sus propios fines. Ahora está claro que los *bots* de Twitter y los *trolls* rusos operados por la máquina de propaganda del Kremlin son una fuente importante de mensajes anti-vacuna y pro-vacuna por igual, a menudo utilizando falsas cuentas de redes sociales cuidadosamente diseñadas para disfrazarse de ciudadanos apasionados por varias causas.

El objetivo aparente no ha sido tanto avanzar en una agenda política específica como la del movimiento contra la vacunación como para fomentar la discordia y dividir aún más el abismo político en muchos países. En ese sentido, tales campañas han demostrado ser enormemente exitosas, al menos en la medida en que la vida en las redes sociales es un reflejo exacto de la vida real y de las personas reales.

La convergencia de la Covid-19 y las teorías de conspiración anti-vacuna representa un tipo de "tormenta perfecta" para que la desinformación anti-vacuna se arraigue. Nuestra mejor esperanza de vacunarnos contra tal información errónea y ganar la guerra de información sobre las vacunas es primero ser conscientes y luego correr la voz de que hay fuerzas ocultas que intentan guiar nuestras manos, ganar nuestros votos y hacernos salir a la calle. De hecho, independientemente de quién está tratando de manipularnos, ya sea "grandes corporaciones", millonarios malvados o *trolls* rusos, lo que se ha vuelto cada vez más evidente en la era de Internet es que las personas se han convertido en una mercancía. Las redes sociales se utilizan ampliamente para influir en la opinión pública en la guerra sobre corazones y mentes, o sea, sobre creencias, por cualquier causa o beneficio comercial, con la mayoría de nosotros ajenos a lo que está sucediendo. Una persona con una mentalidad más conspirativa podría incluso argumentar que este es, finalmente, el objetivo de las redes sociales.

ENSALADA DE BULOS EN REDES SOCIALES...

1) Se están utilizando células de fetos abortados para el desarrollo de la vacuna de Covid-19

2) Los termómetros de lectura a distancia pueden causar ceguera, por eso se recomienda bajar la mirada cuando nos tomen la temperatura.

3) El látex de los preservativos reduce las defensas del organismo ante los efectos del Coronarivus.

4) Coronavirus es un cóctel de vacunas de gripe que ha sido combinado para acabar con la población más adulta (ancianos)

5) El uso de las mascarillas provoca hipoxia dada la contaminación a la que nos sometemos por respirar más CO_2 de lo habitual.

6) Las gárgaras con agua caliente, zumo de limón y un chorrito de lejía previenen contra la pandemia.

7) Coronavirus ha surgido del hielo. Fue un virus que ya acabó con buena parte de la humanidad en la época glacial y que ahora ha revivido por culpa de exploración de nuevas rutas marítimas por el ártico al ser portado por barcos rusos.

8) Coronavirus es extraterrestre y ha llegado a través de un meteorito que impactó en China y fue silenciado por las autoridades.

¿Cómo nació el virus? El gran misterio

Sencillamente, según los que están detrás de la *infodemi*a, no hay que especular más de la cuenta porque Covid-19 ha sido creado artificialmente en un laboratorio con fines oscuros. Si preguntamos a un seguidor de Trump, seguro que han sido los chinos. Esta es la premisa de la otra gran teoría de la conspiración que ha llenado las redes sociales y todo Internet durante el brote del coronavirus 2020.

Detrás de la pandemia de la Covid-19 la atención se ha centrado en muchas ocasiones en sus posibles vínculos con un laboratorio de investigación en Wuhan, la ciudad de China donde se informaron de las primeras infecciones a finales de 2019.

Los expertos dicen que es muy poco probable que el virus se filtre accidentalmente del Instituto de Virología de Wuhan, pero Estados Unidos está buscando acceso para llevar a cabo su propia investigación impulsado por la proximidad del laboratorio al mercado de mariscos y vida silvestre asociado con muchos de los primeros casos. El gobierno de China no tardó en contraatacar diciendo que había sido el ejército estadounidense el causante de la introducción del virus en Wuhan.

El instituto Wuhan es el primer laboratorio de China con el sello BSL-4, la designación internacional más alta para la seguridad en bioinvestigación, diseñado para trabajar con patógenos mortales y fácilmente transmisibles conocidos como P4. Si bien laboratorios similares en todo el mundo han tenido fallas de seguridad en el pasado, no ha habido evidencia hasta la fecha que relacione al instituto con la aparición de la Covid-19.

Algunos organismos de prestigio como la oficina del presidente francés, Emmanuel Macron, declararon que "no había evidencia objetiva" que vincule esta cepa del coronavirus con el trabajo del laboratorio en Wuhan, mientras que la Organización Mundial de la Salud dijo que la evidencia existente apuntaba a un origen animal para el nuevo coronavirus.

Pero como diría el sentido común, "ah, la casualidad..." El mes de marzo la subdirectora del instituto, Shi Zhengli, conocida por su trabajo con coronavirus en murciélagos, dijo a la revista *Scientific American* que inicialmente temía que su laboratorio fuera el responsable. Sin embargo, ninguna de las secuencias genómicas del nuevo virus coincidía con las muestras tomadas por su equipo de cuevas de murciélagos en China. O al menos eso parece. Todo casualidad.

Yuan Zhiming, subdirector del instituto, dijo en una entrevista que entendía por qué la gente cuestionaría la conexión del laboratorio con el nuevo coronavirus, ya que también estaba en Wuhan, pero dijo que las teorías eran "totalmente basadas en la especulación". Ya, pero qué casualidad, ¿no?

Si bien la mayoría de los científicos están de acuerdo en que el nuevo coronavirus probablemente se originó en animales antes de dar el salto a las infecciones humanas, dos investigadores chinos publicaron un informe en febrero que teorizó que el virus podría haberse filtrado de un laboratorio en Wuhan.

Pero ya es casualidad, ¿verdad? Bueno, en todo caso, terreno abonado para las teorías conspiranoicas que desde hace tiempo claman que muchos de los virus más infecciosos que ha de soportar estoicamente la humanidad han sido creados en laboratorios con fines, como mínimo, poco claros.

Por un lado, hay quien dice "estas cosas pasan", refiriéndose a los accidentes que, más comúnmente de lo que se cree, ocurren en laboratorios del estilo del de Wuhan: en los últimos años ha habido investigaciones sobre problemas sistémicos con laboratorios de todo el mundo. En agosto de 2019 se cerró el Instituto de Investigación Médica de Enfermedades Infecciosas del Ejército de EE.UU., y lo sigue estando como parte de una revisión que "aun no ha terminado". Los accidentes de laboratorio en los Estados Unidos, incluido el envío accidental de la gripe aviar H5N1 a un laboratorio del Departamento de Agricultura de los EE. UU. y la exposición de aproximadamente 75 trabajadores de los Centros de Control y Prevención de Enfermedades de los EE.UU. al ántrax, llevaron a una pausa de financiación en ciertos tipos de estudios de función que dan como resultado la creación de nuevos posibles patógenos pandémicos con mayor virulencia y transmisibilidad.

Alarmante, ¿no? Los defensores a ultranza de "estas cosas pasan, no hay que preocuparse", dicen que así se puede medir mejor las posibilidades de que un accidente de laboratorio conduzca a un brote. Se modela la posibilidad de una falla de laboratorio que conduzca a un brote amplio pero las posibilidades de que tal accidente conduzcan a una infección son muy pequeñas, y las posibilidades de que eso provoque un brote local y de ahí a un brote global son cada vez más pequeñas. La historia también ha demostrado que los accidentes de laboratorio que provocan brotes comparten características comunes: hubo tres accidentes de laboratorio relacionados con el SARS en Asia inmediatamente después del primer brote de la enfermedad, el último causó la muerte de un paciente. Sin embargo, todos estos brotes tenían vínculos directos con sus laboratorios de origen. La Covid-19, por otro lado, no tiene tales lazos. De acuerdo.

Veámoslo desde otro prisma. Varios medios de comunicación publicaron informaciones afirmando que el brote del virus podría estar relacionado con un laboratorio militar en Wuhan. Un laboratorio administrado por el gobierno, el Instituto de Virología Wuhan, podría haber estado investigando aplicaciones militares para el coronavirus y podría haber sido la fuente del brote. Es innegable que ciertos laboratorios en el instituto probablemente han participado, en términos de investigación y desarrollo, en armas biológicas chinas, al menos colateralmente, de hecho es parte de su trabajo. ¿Tiene China un programa de armas biológicas? Bueno, es tan sencillo como preguntarse si China es una superpotencia mundial, que lo es, y si las superpotencias mundiales suelen investigar estas cosas, que lo hacen.

Y esta especulación sobre armas biológicas no es exactamente nueva. En 2003, durante el brote de SARS, un grupo de expertos publicó un análisis que sugería que había razones convincentes, y muy inquietantes, para al menos preguntar si podría haber algún vínculo entre el SARS y los esfuerzos de guerra biológica de China.

Entonces, si no surgió de un laboratorio, ¿de dónde sale el virus? Hay dos posibles escenarios para el origen de la Covid-19 en humanos. Un escenario sigue las historias de origen de algunos otros coronavirus recientes que han causado estragos en las poblaciones humanas. En ese escenario, contrajimos el virus directamente de un animal: civetas en el caso del SARS y camellos en el caso del síndrome respiratorio del Medio Oriente (MERS). En el caso que nos ocupa, los investigadores sugieren que el animal era un murciélago que transmitía el virus a otro animal intermedio (posiblemente un pangolín, según algunos científicos) que llevó el virus a los humanos.

En ese posible escenario, las características genéticas que hacen que el nuevo coronavirus sea tan efectivo para infectar células humanas (sus poderes patógenos) habrían estado en su lugar antes de saltar a los humanos.

En el otro escenario, esas características patogénicas habrían evolucionado solo después de que el virus saltara de su huésped animal a los humanos. Algunos coronavirus que se originaron en los pangolines (un animal ahora tristemente famoso del que el mundo no sabía casi nada) tienen una "estructura de gancho" (se unen así al receptor). De esa manera, un pangolín, directa o indirectamente, transmitió su virus a un huésped humano. Luego, una vez dentro de un huésped humano, el virus podría haber evolucionado para tener su otra característica: la capacidad de escisión que le permite penetrar fácilmente en las células humanas. Una vez que desarrolló esa capacidad, dicen los investigadores, el coronavirus sería aún más capaz de propagarse entre las personas.

Muchos han puesto en duda el "origen oficial" de este nuevo coronavirus y siguen pensando que ni murciélagos ni pangolines son los causantes de la pandemia de este aciago 2020 y que el ser humano, como siempre, ha jugado a ser Dios, con las negativas consecuencias que eso nos trae siempre.

¿Y SI HAN SIDO LOS ANCIANOS?

No, no estamos hablando de personas con una edad avanzada, sino del "Consejo de los Ancianos" que supuestamente –según los amantes de las teorías de la conspiración– regula en última instancia no solo a la masonería, también a sociedades secretas como Skulls & Bones o los Illuminati entre otros. Sí, suena a película pero ellos (Los Ancianos) serían los que manejarían a través de complejos entramados geopolíticos "todo" lo que se cuece en el mundo, es decir: crisis económicas, sociales, guerras y, por supuesto coordinarían también el control del clima y las enfermedades, en este caso la pandemia.

Solo hace falta dedicar unas cuantas horas a bucear por Google (pero no por las páginas principales de resultados, sino un poco más atrás) para comenzar a encontrar hipótesis que vinculan a muchas sociedades secretas con la pandemia. A veces parece que se haya organizado un concurso para ver quién es la que sale más beneficiada de todas o quién se ha esforzado más en crear el virus. ¿Y qué tienen que ver en todo esto los ancianos? Atención que vienen curvas: Ellos son los grandes jefes. Un número indeterminado de personas en las más altas esferas que se ocuparían de coordinar y dirigir las acciones de las sociedades secretas citadas, ocupándose no solo del tema del virus, sino del manejo de la información, de la creación de las medidas, de establecer nuevas leyes y forzar a los gobiernos para que las pudieran ir adaptando con el único objetivo de generar las nuevas medidas globales de comportamiento, tras una reducción de la población.

Sí, la pandemia además sería el método para reducir notablemente a ciertos sectores de la población (recordemos conferencias como la TED en la que se ha dejado caer que sobra alrededor de un 2% de la población…) ¿Poco? Bueno, que cada cual extraiga sus conclusiones considerando que rozamos los 8.000 millones de personas y que hace 100 años éramos prácticamente solo 1.700 millones. Y sí, somos caros de mantener, faltan recursos y vivimos "demasiado" tiempo para obtener suficiente rentabilidad de los vivos. Recordemos que la media de esperanza de vida ronda los 70/78 años cuando a inicio de siglo XX era de entre 50 y 60. Por supuesto, lo que también buscan el Consejo de Ancianos es crear un Nuevo Orden Mundial de Conducta, en definitiva de final de libertad, de mayor control, de miedo, para concluir con el control absoluto ¿Cómo? Mediante la implantación, a través de las vacunas de nanochips inteligentes gracias a las nuevas tecnologías y el 5G y es que por primera vez en la historia, ahora sí que técnicamente estamos en disposición de poder establecer controles sobre las actividades de la población.

AL CONTRAATAQUE: LOS DRAGONES BLANCOS

No, no es otra película, estamos ante una de las pocas sociedades secretas que estaría luchando en contra de las que quieren destruir el mundo o tener controlada a la sociedad. Su cometido, a priori, además de luchar desde las sombras contra los Illuminati sería propiciar la evolución cultural, ética y social que lleve la paz en el mundo. Sus miembros incluirían cierto grupo de familias reales europeas, exilluminati e incluso exskull and bones, además de personas destacadas en complejos militares y vinculados a la inteligencia militar de países como Rusia y EE.UU. Entre sus logros estarían muchas de las investigaciones para la cura del cáncer, el sida, la diabetes y el alzhéimer, e incluso dispondrían de ciertos fármacos y patentes que los otros poderes, los oscuros, habrían manipulado y dificultado.

Y para terminar, una de Hombres lagarto

Busquen, busquen, no en las primeras páginas de Internet, que ahí es fácil publicar cualquier cosa. Vayan más allá y encontrarán perfectamente identificados a los reptilianos, los auténticos futuros genocidas de la humanidad. A ellos se les atribuye haber encargado la producción del virus para establecer el nuevo orden mundial.

Según las teorías de la conspiración –que podemos creer o no– los reptilianos habrían lanzado Covid-19 como un caballo de Troya hacia todos nosotros. ¿Qué caballo? La futura vacuna que a través de las conexiones de 5G permitirían establecer controladores nanométricos de la población. ¡Y todo esto para qué? Lo siento, nadie me creería. Busquen y encontrarán todo tipo de explicaciones: esclavitud de los humanos, perpetuación de su especie (ellos son extraterrestres), investigación biológica, alimentación… ¿No me creen? Están en su derecho, pero por aquello de disponer de más información sugiero que hagan una búsqueda en Internet: David Icke. ¿Qué van a encontrar? Alguien que para unos es un loco y para otros un semidiós, en definitiva, alguien que defiende que los humanos estamos sometidos a una raza extraterrestre que nos gobierna, entre otros, a través de los Illuminati *y* un oscuro entramado piramidal en el que participan políticos, aristócratas y banqueros títeres, organizados en sociedades secretas. Por cierto, Ike, descarta que todas las sociedades secretas estén gobernadas por el consejo de ancianos, él defiende que lo están por la que denomina la Hermandad de Babilonia, auténticos reptilianos que gobiernan el mundo. Ahí lo dejo.

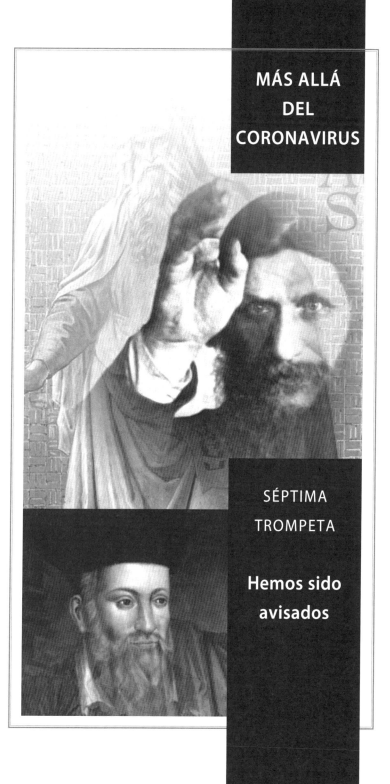

MÁS ALLÁ
DEL
CORONAVIRUS

SÉPTIMA
TROMPETA

Hemos sido
avisados

> «El aire que hoy desciende a nuestros pulmones para llevar la vida, llevará un día la muerte. Y llegará el día en que no habrá montaña ni colina; no habrá mar ni lago que no sean envueltos por el hálito fétido de la Muerte. Y todos los hombres respirarán la Muerte, y todos los hombres morirán a causa de los venenos suspendidos en el aire.»
>
> *Rasputín*

Cabe resaltar que algunos investigadores de las profecías han visto en el pasaje anterior un vaticinio sobre la Covid, aunque esas palabras también podrían aplicase a una guerra química que ciertamente podría envenenar el aire como pronosticó Rasputín. Ahora bien la reflexión sería: ¿Se anunció algo de todo lo que ha pasado o está pasando? ¿Hemos sido avisados pero hemos decidido no tenerlo en cuenta? Todo parece indicar que sí, que en buena medida aunque en honor a la verdad cabe decir que ha sido de una forma muy genérica en la mayoría de las veces, algunas personas reciben señales que pueden ser interpretadas como destellos proféticos. Sin embargo y en honor a la verdad, nadie ha sido preciso y determinante al menos no en lo tocante al Covid-19, aunque algunos se han acercado mucho.

EL "NOSTRADAMUS" CHINO

Por muchos es conocida la figura del profeta francés Nostradamus y sus fabulosas –y polémicas– predicciones. Por supuesto en desgracias y visiones apocalípticas el famoso Rasputín no queda atrás pero en honor a la verdad, si alguien merece llevarse las flores en cuanto a predicciones pandémicas de nuestros días es Liu Bowen (1311-1375), un sabio de la Dinastía Ming que profetizaba a bastante largo plazo y que es conocido como el Nostradamus chino.

Liu Bowen fue el asesor clave de Zhu Yuanzhang, quien derrocó a la dinastía Yuan y fundó la dinastía Ming. Liu también fue el primer ministro fundador de la dinastía Ming. Liu no solo fue un primer ministro sabio e incorruptible, sino que también fue un maestro taoísta. Conocido como el "Nostradamus de China", dejó muchas profecías, la más relevante se conoce como la inscripción del Monte Taibai de Liu que fue encontrada después de un terremoto, y describe una terrible calamidad que ocurrirá durante el período de finalización del dharma de Buda.

Como todos los profetas Bowen dijo muchas cosas, pero lo fascinante es que dejó este texto:

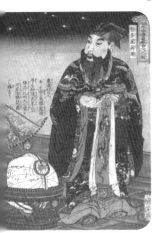

"Si preguntas cuando llegará la plaga. Yo diría que en invierno, alrededor de septiembre y octubre". "Uno se preocupa de que los cadáveres queden desatendidos." "Y uno se preocupa por la dificultad de pasar del año del cerdo al año de la rata."

Si tenemos en cuenta que la pandemia nace, según el calendario a finales de 2019 –año del Cerdo– y 2020 -año de la Rata- y de lleno en el paso del uno al otro y que el primer paciente diagnosticado fue el 1 de diciembre de 2019, parece que todo encaja.

Liu Bowen, más conocido como el "Nostradamus de China", dejó muchas profecías que se han ido cumpliendo.

Liu escribió: "Uno se preocupa por el inicio del desastre en Huguang, una región de China que incluye a Hubei (no, no dijo Wuhan), que luego se extiende a todas las provincias de China".

El profeta dejo dicho: "Las personas deben gobernarse a sí mismas de acuerdo con la ley del cielo y diferenciar el bien y el mal con sus propios ojos. El cielo se agitará, la Tierra se agitará; despreocupación ilimitada y alegría infinita.

> "De 10.000 personas pobres, 1.000 permanecerán; de 10.000 personas ricas, quedarán dos o tres.
> Si tanto los pobres como los ricos no regresan a tener un buen corazón, la muerte pronto estará ante sus ojos."
>
> *Liu Bowen*

Los investigadores de la profecía indican que el cuidado de uno mismo y de los demás, como está sucediendo en la pandemia (con el uso de las medidas de prevención y el uso de la mascarilla) es lo que nos quería decir el profeta chino. Pero hay más:

¿Qué debemos entender como "buen corazón"? Los investigadores no se ponen de acuerdo, aunque muchos defienden que el buen corazón, de nuevo, sería ayudar a los demás, ser precavidos y, mantener la cuarentena, usar la mascarilla, higienizarnos, etc.

Para concluir, y a modo de reflexión de los aciagos días que el profeta chino vislumbró para nuestro tiempo, una frases de sus predicciones que en buena manera nos recuerdan a episodios que ya hemos vivido en la que se ha considerado como la "Primera ola" del virus:

No habrá cultivos en los campos, todos desconfiarán de su entorno y las calles estarán desprovistas de personas y actividades.

Debido a la epidemia, las tierras serán estériles y los pueblos y ciudades estarán desolados.

Habrán cuerpos pero nadie para recogerlos. Los cuerpos de una enfermedad mortal se acumularán tan alto como una montaña.

Padres y madres mueren, y sus hijos y nietos llevarán sus ataúdes.

Y si hacemos caso a Buda...

Enlazando con el profeta chino, el fundador del budismo Siddhartha Gautama vaticinó que su dharma se desvanecería y no podría proteger ni salvar a la gente en el futuro. Según los investigadores de ese hecho, nos encontramos en el período caótico del fin de dharma de Buda.

Caos, destrucción, muerte, dolor, enfermedad, son solo algunos de los vaticinios que llegan desde Oriente para este tiempo, pero ¿está todo perdido? Por suerte no, ya que el profeta chino Liu Bowen a pesar de lo que hemos visto, anuncia una singular salvación.

> "Tranquilos, el cielo tiene ojos, la tierra tiene ojos; todos tienen un par de ojos."
>
> *Siddhartha Gautama*

Esta profecía ha sido interpretada como en que el momento de mayor preocupación y dolor, algo nos salvará. El cielo tiene ojos indicaría que los dioses nos ayudarán. Sin embargo, no todo va a ser tan bonito. ¿Y si los ojos del cielo son los satélites? ¿Y si los ojos son en realidad los que nos están vigilando? ¿Y si los ojos del cielo son los mismo ojos que vigilaban cómo crecía el virus en un laboratorio?

Más cerca en el tiempo

Si relevante es el profeta chino, en nuestros días no debemos pasar por alto otra siniestra predicción, mucho más contemporánea Sylvia Browne, futuróloga fallecida en 2013 que en 2008 escribió un libro denominado *El fin de los días* en el que expresaba estás revelaciones:

Esperanzador, sin duda, pero no nos quedemos aquí, porque en lo tocante a las desgracias que nos vienen, las profecías nos dejan un panorama verdaderamente desalentador y la pregunta es: ¿qué pasa con el resto de padecimientos que supuestamente nos espe-

> "Alrededor de 2020, una enfermedad grave similar a la neumonía se extenderá por todo el mundo, atacando a los pulmones y los bronquios y resistiendo todos los tratamientos conocidos: Casi más desconcertante que la enfermedad en sí será el hecho de que desaparecerá tan pronto como llegue." ¿Buenas noticias? Pues no, porque también dejó escrito esto: "Atacará de nuevo diez años después" para luego desparecer por completo.
>
> *Sylvia Browne*

ran? Esta es una muestra de algunas de los sufrimientos apocalípticas que nos esperan según los profetas y videntes más reconocidos de todos los tiempos.

Profecías sobre la venganza de Gaia

Un día, mientras paseaba, a George Valley se le apareció una extraña bola de luz que le proporcionó una inquietante visión: «Las aguas engullían las tierras». Según este visionario: «el tiempo de las inundaciones a gran escala viene marcado primero por los seísmos que generarán grandes olas que invadirán la India. Más tarde desaparecerán costas de aquella zona. Luego Japón sufrirá el mismo destino».

Para Valley hace más de diez años que la Tierra, como ser vivo (recordemos la hipótesis de Gaia) ha comenzado su "recolocación del buen orden". Es cierto que el tsunami de Japón que él anticipo parece haber quedado atrás en el tiempo, pero los tsunamis no han terminado. Recordemos el acaecido el del 26 de diciembre de 2018 que afectó a las costas de Indonesia. Murieron cientos de personas en la ciudad de Palu,

En casi coincidencia con la teoría de Valley, encontramos al experto arqueología psíquica Jeffrey Goodman, que vaticina que desde 2010 estamos viviendo a caballo de una "era de cambio telúrico", que, según ya han avisado los grandes psíquicos, estará caracterizada por los desastres geológicos.

Goodman estableció contacto con decenas de personas sensibles dotadas de capacidades psíquicas. En su estudio, le pidió a cada una de ellas, por separado, que efectuara una serie de profecías relacionadas directamente con la geología del planeta. La mayoría de los videntes pronosticaron la producción en masa de grandes movimientos sísmicos. Evidentemente el concepto de tsunami estaba dentro de ellos. Eso sí, ningún vidente habló del tsunami padecido en Asia en 2004, ni muchos menos del de Japón, ¿les fallaba la precisión o preferían dejarlo en la ambigüedad? Sea como fuere, lo que sí advirtieron de que «las primeras señales de los grandes movimientos telúricos que serán devastadores para el planeta y para la humanidad, vendrán de las aguas».

La hipótesis anterior coincide en desgracias pero no concuerda en fechas. Desde 1985, Alaska, Canadá occidental y la costa oeste norteamericana están amenazadas de padecer «graves, terroríficos y devastadores movimientos de tierras». Yendo un poco más allá, se prevén, para las próximas décadas, cambios significativos en los mapas geográficos de la Tierra. Dichas modificaciones, siempre de la mano de los profetas, se llevarán a cabo en las islas Aleutianas, archipiélago al suroeste de Alaska, que serán cubiertas por las aguas y desaparecerán una a una. Un alzamiento de las tierras a la altura del estrecho de Bering daría como resultado la unificación, mediante tierra firme, de Alaska y Siberia.

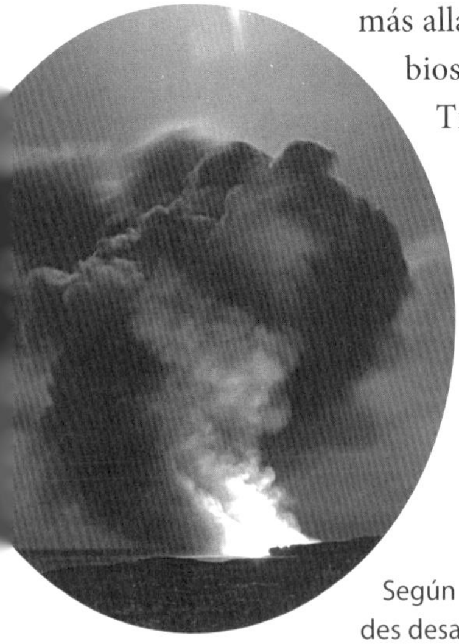

Según Jeffrey Goodman, estamos viviendo una era de grandes desastres geológicos.

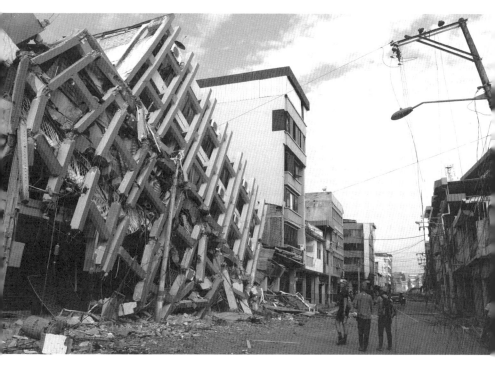

Gordon Michael Scallion predijo el terremoto que azotó México en 1984.

Otras desgracias dignas de mención serán las graves inundaciones que se producirán en Vancouver y, por si ello fuera poco, en la zona central de Oregón, en Estados Unidos. Fruto de los cataclismos se formará un gran brazo de mar que llegará hasta Idaho.

Mal futuro profético le espera también a la ciudad de los rascacielos. Numerosos son los profetas y videntes que prevén una gran hecatombe que supondrá el fin de la ciudad. La buena noticia es que tres de las predicciones que se hicieron en su momento ya han caducado. Hace 20 años que Nueva York debía ser «la Venecia americana». Ken Criswell, matizando que podía estar equivocándose de fechas y que estas variarían entre una o dos décadas (esa debe ser la mejor forma de acertar siempre) auguró seísmos de gran magnitud y agresivos temblores de tierra que «remodelarán la costa agitando las aguas. Primero se sumergirá Long Island, después será el turno de Manhattan, que acabará convertida en una ciudad llena de canales de agua. El desastre será tan grave que los neoyorquinos se verán obligados a abandonar la ciudad hacia el interior, hasta encontrar tierras altas y secas, como posiblemente antes hicieron mayas y aztecas», auguraba Criswell.

Esta no es la única visión en la que se afirma la destrucción de la gran ciudad norteamericana. Jim Gavin tuvo una visión psíquica similar a la de Criswell. En su caso, observaba Nueva York totalmente destruida y describía que: «Staten Island naufraga como una balsa arrasada por las olas, mientras la parte baja de la gran manzana (Manhattan) se hundía en la bahía y el agua alcanzaba la calle 59».

Algunos tsunamis

«...Los mares penetrarán como ladrones en las ciudades y en las casas, y las tierras se volverán saladas. Y la sal entrará en las aguas y no habrá agua que no sea salada. Las tierras saladas no darán más fruto y, cuando lo den, será un fruto amargo. Por eso veréis terrenos fértiles transformarse en pantanos salados. Y otras tierras serán secadas por un calor que irá aumentando. El hombre se encontrará bajo las lluvias saladas y caminará sobre tierras saladas, y andará errante entre sequías y aluviones.»

Rasputín

Si bien la realidad muchas veces supera la ficción, lo visto anteriormente puede quedarse en nada si hacemos caso a las profecías de Edgar Cayce, autor de más de 14.000 predicciones obtenidas mediante estados de trance, entre 1901 y 1945.

El profeta prevé grandes transformaciones a escala mundial y muchas de ellas sobrevienen a partir de la revelación de las aguas. Entre otras muchas, las desgracias que anuncia Cayce son:

- Agitaciones en las aguas del Atlántico y Pacífico, fruto de las cuales emergerán en estos océanos nuevas Tierras.
  Cayce aseguró que el resurgir de la Atlántida frente a las costas americanas era un hecho muy posible.

- Las agitadas aguas moverán moverán las tierras y estas terminarán por cubrir el mar Caribe y la isla de Binimi.

- El lecho terrestre que hay entre tierra del Fuego y la Antártida experimentará un espectacular alzamiento repentino que «desplazará una gran masa oceánica creando una corriente de aguas embravecidas».

- El vidente anuncia también graves consecuencias sísmicas para Japón, ya que vaticina que el país nipón «se hundirá total o parcialmente bajo las aguas. La mayoría de las islas se deslizarán alterando su posición».

Por si con los tsunamis ya referidos no hemos tenido bastante, las profetisas hermanas Lusson determinaron que en torno a 1958 nuestro planeta enfermaría. La manifestación de esa dolencia, dijeron, implicaría no solo cambios en el clima, sino también notables sacudidas «en ríos y mares, también en los océanos, en las tierras, las montañas y los continentes». Para nuestro país previeron que «un gran muro de agua, siniestro y devastador, arrasará España y Portugal sembrando la muerte por la Península».

Las hermanas Lusson presagiaron también, entre otras desgracias, el hundimiento de Japón y la desaparición de la ciudad de Nueva York.

En otro orden de cosas y en lo que al territorio europeo se refiere, Edgar Cayce sostenía que la mayor parte del norte del continente «se modificará en un abrir y cerrar de ojos; habrá océanos, mares y bahías allí donde antes hubo tierras y guerras».

Señalando más al norte, concretamente a Groenlandia, el profeta Cayce augura la aparición de aguas libres e indica que habrá grandes convulsiones en las zonas frías provocadas por la agitación de las aguas.

CUANDO LA TIERRA SE MUEVA Y NOS MATE

«Una palabra del Señor, y esas estructuras caerán en pedazos, quedando borradas de la faz de la Tierra, como si el Todopoderoso las hubiera barrido con un gesto de su mano.»

E. G. White

Junto con las guerras, los terremotos parecen ser una de las grandes fuentes de inspiración de los profetas. En este caso, prácticamente nadie se libra.

La vidente Jean Dixon alude a terribles catástrofes en Egipto y México. Las hermanas Lusson se decantan por América del Sur, Norte de África, Japón y Filipinas. Edgar Cayce centra sus observaciones sobre convulsiones de la Tierra básicamente en los Estados Unidos. Mientras, el vidente y religioso Paul Solomon, al tiempo que organiza la hermandad de la salvación, no duda en vaticinar una cadena de fenómenos telúricos que incluye la destrucción de parte de Asia, la desaparición de Japón, una gran helada europea, etc.

Túnez, Argelia, Marruecos y España también forman parte del negro paisaje profético vinculado a los terremotos. Por ejemplo, en septiembre de 1958 el reverendo Lindsey, de EE.UU., tras vaticinar que a partir de finales del siglo XX o XXI (se cogió un margen amplio) California sería destruida por un terremoto, dijo que «una violentísima erupción volcánica agitará el Mediterráneo formando convulsiones al norte del continente antiguo».

Y hablando de terremotos no podemos pasar por alto a Nostradamus. El gran profeta, siempre con su estilo críptico, a través de sus Centurias alude a peligrosos y devastadores terremotos en el Mediterráneo. Lo cierto es que con los padecidos en Turquía, hay material más que suficiente como para afirmar que Nostradamus acertó alguno. Si embargo, podría decirse que el gran terremoto greco-turco todavía está por llegar.

En la Segunda Centuria, cuarteta 52, y en la Tercera Centuria, cuarteta tercera, respectivamente podemos leer:

«En varias noches la Tierra temblará,
En la primavera dos esfuerzos seguidos,
Corinto, Éfeso en los dos mares nadará.
Guerra abierta por dos valientes de lucha.»

«Marte y Mercurio, y la plata toda junta,
Hacia el Mediodía extrema sequía:
Al fondo de Asia se dirá que la Tierra tiembla,
Corinto, Éfeso entonces perplejos.»

Nostradamus

Al parecer, según los analistas que han investigado los textos de Nostradamus, cuando el profeta habla de Corinto se refiere a Grecia, y cuando lo hace de Éfeso, alude a Turquía.

Como podemos observar, el terremoto se antoja de proporciones bastante devastadoras, lo suficiente como para que la Tierra tiemble durante varias noches, todo ello sin contar que posiblemente producirá oleaje o incluso un tsunami si hacemos caso al apartado de «Éfeso en los dos mares nadará», con lo cual peligran los mares Egeo, Negro y Mediterráneo.

Claro que si hablamos de devastación y cambios fruto de los terremotos, decir que la tectónica de placas, así como la deriva continental, se convierte en un juego de niños en manos del vidente Gordon Michael Scallion, quien además de predecir accidentes aéreos, guerras y cambios climáticos, ha centrado sus visiones en los terremotos y en las drásticas modificaciones que estos, junto a erupciones volcánicas y tsunamis, generarán en el mundo.

Tan seguro está Scallion de que sus profecías se cumplirán que se permite el lujo de vender los nuevos «mapamundi» diseñados por él, que aluden a cómo será el mundo tras las grandes hecatombes que modificarán la geografía.

Al parecer Scallion, en 1989, tuvo una serie de sueños que se fueron sucediendo durante 29 noches consecutivas, sueños que le servirían para predecir el futuro. El visionario ha efectuado algunos aciertos interesantes. El terremoto de México en 1984, la elección de Bush padre en 1985 y varios terremotos de pequeña magnitud en Japón.

Scallion vaticina tres grandes terremotos en Los Ángeles. El último, que él calcula en 8.3 en la escala de Richter, provocará el quiebre del continente americano produciendo la apertura de «una gran burbuja de magma situada bajo los EE.UU.». Dicho quiebre irá desde la ciudad de Eureka, situada en el Noroeste de California, hasta Bakcrsfiel, al sur de ese Estado.

En un segundo estadio el profeta augura la destrucción de grandes fracciones de la ciudad de Nueva York y determina que Manhattan se reduce, al menos, en un 50%.

Para Scallion, Europa es la que queda peor parada. La mayoría del continente queda anegada por las aguas. Noruega, Suecia, Finlandia, Francia y prácticamente toda España acaban sumergidas y convertidas en pequeñas islas. Otro tanto sucede con Reino Unido. Scallion, a diferencia de lo que han dicho otros videntes sobre Londres, mantiene a flote dicha ciudad. Hacia el noroeste europeo, Rusia termina separada de Europa por un largo nuevo mar que estará formado por los mares Negro, Caspio y Báltico.

Y por supuesto, Scallion no olvida a África. Según él se fragmenta en tres zonas. El Nilo se extiende y expande anegando varios países. Otro tanto sucede con el mar Rojo que inunda Sudán. Desaparecen también gran parte de Madagascar, Egipto y, ya más al norte, Túnez, Marruecos y Mauritania.

Un clásico: los profetas y la ciudad de San Francisco

Dicen que la esperanza es lo último que se pierde. Quizá por ello, en la ciudad de San Francisco y en la zona de California en general, determinados profetas no solo no están bien vistos sino que además generan una cierta alergia. A veces da la sensación de que estos sensitivos se la tienen jurada a esta zona del continente americano.

Cayce vaticinó en 1932 que lenta pero paulatinamente, a partir de la segunda mitad del siglo xx, «viviremos un periodo de grandes catástrofes mundiales». Curiosamente el 2 de enero de 1976 el Etna (Italia) entró en

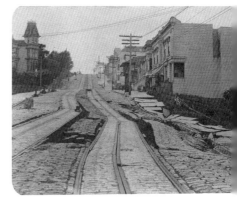

David Miles afirma que ha visto con claridad que sucederá un terremoto devastador en la ciudad de San Francisco.

erupción, mientras Grecia era sacudida por un terremoto y en Los Ángeles se producía un temblor de tierra de 4,2 grados. Pero en San Francisco no pasó nada. Fue tres años después, en 1979, cuando el Etna de nuevo generó una erupción y un terremoto agitó la ciudad de San Francisco con una intensidad de 5,7. Pero por ahora –no es que sea una queja– mucho más no ya pasado.

Tanto en San Francisco como en la zona de California temen la actividad volcánica del Etna. Es cierto que les queda muy lejos, concretamente en otro continente, pero vinculan directamente sus erupciones con las profecías de Cayce respecto de que «la tierra se abrirá en la parte occidental de Norteamérica… tanto Los Ángeles como San Francisco serán destruidos en la convulsión general». Para más *inri*, Cayce asegura que Los Ángeles y San Francisco son las dos ciudades que serán destruidas justo antes que Nueva York.

En su ataque virtual a San Francisco y California, otro vidente, David Miles, quien dice haber tenido una revelación fruto de una experiencia extracorpórea mientras conducía, afirma que vio con claridad el hundimiento total de Los Ángeles, un enorme y devastador terremoto en San Francisco, así como otros terremotos menores y diluvios generalizados en California.

Un diluvio tras otro es lo que ve también el psíquico Jasper Pierce, que además anuncia que California será castigada por los aires, seguramente aludiendo a grandes temporales de tipo huracanado. No podemos pasar por alto las visiones del reverendo Harrell, que afirmó: «Con una claridad divina vi cómo se hundía la costa de California, así como las montañas de San Bernardino. La visión me sigue consternando por las noches».

Siguiendo con el tema, la guinda la pone otro clérigo. En este caso el californiano Donald A. Gardens nos dice: «El anuncio del cataclismo será la aparición de un gran sol rojo en el horizonte. Veremos grandes y maravillosas fenomenologías celestiales, como gigantescas llamaradas, mientras la tierra tiembla. La violencia y las sacudidas harán que California perezca bajo las aguas luego de haber sido destruida cuando la Tierra tiemble».

Otro ejemplo a considerar es el de Joe Brandt quien padeció, en 1937, una fuerte conmoción cerebral luego de caerse de un caballo. Durante varios días estuvo delirando y teniendo visones. Al despertar efectuó una clarísima descripción futurista de algunas de las ciudades más importantes de California. Lo que contaba sonaba a ciencia ficción, sin embargo coincidía bastante con la época actual. Lo malo de este viaje al futuro es que Brandt veía cómo los suelos se levantaban solos en la zona cercana a las montañas de San Bernardino. Percibía cómo se hundían las calles en Los Ángeles y veía a gente ensangrentada agonizando en Hollywood Boulevard.

Las visiones catastróficas de Joe Brandt no se centraron solo en Estados Unidos. Presagió la entrada en erupción de varios volcanes en Colombia y Venezuela. Vio a Japón desapareciendo bajo las aguas del océano luego de un potente terremoto (en su favor podría estar el tsunami de Fukujima). Observó Hawái siendo destruida por la ola de un tsunami. Vaticinó un terrible terremoto que, además de destruir parte de Turquía, generaba la inundación de Estambul. Visualizó la muerte de miles de personas en Inglaterra e Irlanda. Por último, captó la destrucción de Nueva York. Y no, no dijo nada de Covid -19

LOS FUEGOS DE LOS CIELOS

«Un viento poderoso se levantará del norte y transportará una niebla espesa y denso polvo, llenando los ojos y las gargantas, haciendo que cese la carnicería y queden todos poseídos de gran temor.»

Santa Hildelgarda

Como no podía ser de otra manera, los profetas y visionarios han visto un gran peligro en los cielos. Desde Nostradamus, que habló de «una gran montaña esférica de siete estadios», hasta Jeane Dixon, que espera algo que «conmoverá literalmente la Tierra» pasando por el vidente californiano Criswell, que augura que tras la caída de un meteorito «la Tierra se convulsionará de forma estremecedora».

Tres años antes de lo acontecido en Tunguska, la visionaria Elena G. White describía en una profecía lo que según ella tenía o tiene que acontecer algún día en nuestro planeta. Su visión concuerda bastante con lo que pudo pasar en su día en Siberia. White nos dice:

> «Justamente antes de despertar vi una escena impresionante. Desde las ventanas veía los fuegos. La ira de Dios caía sobre la humanidad. Grandes bolas de fuego arremetían sobre las casas, y de ellas salían dardos encendidos que volaban hacia todas las direcciones. No se podían apagar los incendios. El terror de la gente era indescriptible.»
>
> *Elena G. White*

Años más tarde la misma visionaria de nuevo entró en catarsis, y volvió a tener acceso a una escena apocalíptica: «Vi una inmensa bola de fuego que caía en medio de un grupo de casas». Cabe la posibilidad de preguntarse si la bola de fuego es un meteorito o, por el contrario, el impacto de un misil. De todas formas, para la vidente White todo parece indicar que se trata de algo así como la roca del Juicio Final, ya que en su visión escucha a alguien diciendo: «Sabíamos que el juicio de Dios visitaría la Tierra, pero no lo esperábamos tan pronto».

Por supuesto Nostradamus en sus Centurias, también alude al peligro de las rocas celestiales. De hecho en la Centuria I cuarteta LXIX nos dice:

«La gran montaña redonda de siete estadios.
Después paz, guerra, hambre, inundación.
Rodará lejos abismando grandes regiones,
Aún antiguas y gran fundación».

Nostradamus

La estremecedora cuarteta parece definir con claridad lo que sería un meteorito o un cuerpo rocoso celestial. El hecho de que sea, como dice Nostradamus, una montaña grande y además redonda, nos induce a pensar en un objeto de peligrosas dimensiones. Abundando en este aspecto, el profeta menciona una antigua medida griega. Los «siete estadios» de Nostradamus podemos calcularlos en torno a 400 metros, con lo que la roca celestial, tal como vaticina el vidente, tendría un gran poder de destrucción.

¿Dónde caerá el meteorito? Si hacemos caso a la última línea de la cuarteta citada, Nostradamus cree que la piedra, que sin duda resultará devastadora ya que afirma que abismará grandes regiones, podría caer en las inmediaciones de Egipto o incluso Irak, China o India, ya que afirma que generará un gran cataclismo en zonas aún antiguas, como si quisiera referirse al lugar donde han estado ubicadas siempre las grandes civilizaciones.

Según Nostradamus, la Tierra temblará poderosamente y el mundo quedará sorprendido con la oscuridad. El profeta asegura que la visión será tan apocalíptica que hasta los no creyentes invocarán a Dios.

En otro orden de profetas que también tienen claro que un meteorito arrasará la Tierra merece la pena considerar estos vaticinios:

- La mística Marie Julie de la Faudais tuvo una visión a principios del siglo XIX, según la cual el planeta viviría tres días y tres noches de oscuridad total. Al parecer, dichas tinieblas se producirían, según la vidente, justo después de que «una gran nube roja de sangre cubra el firmamento y la Tierra tiemble tras el sonido de un gran trueno». La mística asegura que tras estos fenómenos, tanto el Sol como la Luna desaparecerán y que, pasados unos días, tras dispersarse las nubes, el planeta se mostrará «cubierto de cadáveres».

- Anna María Taigi, considerada como beata, pronosticó algo parecido a la oscuridad total. La mujer tuvo una horrible visión de tinieblas y diabólica negrura que duraban tres días. Hay un dato revelador en su profecía y es que la vidente afirma que el «el aire estará lleno de pestilencia, no haciendo distinción entre impíos y creyentes, arrasando sus vidas por igual». Consideramos este dato revelador dado que el impacto del meteorito, además de oscuridad, provocaría, mediante una lluvia ácida, la expansión de gases sulfurosos y pestilentes.

- Siguiendo con la línea de los místicos, María de Jesús Crucificado también pronosticó tres terribles días de oscuridad y, siendo catastrófica, afirmó que tras aquel hecho solo sobreviviría una cuarta parte de la humanidad.

- El famoso vidente Criswell, respecto de la oscuridad total durante varios días, aseguró que había tenido numerosos sueños que le revelaban dicho acontecimiento: «He soñado con la oscuridad, he visto un arco iris negro, he presenciado el miedo y el dolor por no ver la luz del sol ni poder apreciar las estrellas. Afortunadamente la desgracia durará pocos días».

Sería imperdonable concluir un capítulo dedicado a las llamadas «rocas del juicio final» pasando por alto al famoso místico y cortesano ruso Rasputín, un hombre controvertido, tildado de conspirador, estafador y farsante, y criticado por lo que en la época se tenía por una conducta ilícita licenciosa.

Si bien Rasputín parece estar más ducho en lo que a profecías se refiere, especialmente con los efectos devastadores del cambio climático, también dejó un interesante legado de predicciones que aludían a otros fenómenos meteorológicos como por ejemplo el posible impacto de un meteorito. Entre otras cosas nos dice:

> «Llegará el tiempo en que el Sol llorará sobre la Tierra y sus lágrimas caerán como chispas de fuego quemando las plantas y los hombres… Y bajo el Sol encendido el gélido frío apagará la vida.»
>
> *Rasputín*

En el pasaje anterior el místico ruso quizá alude al Sol en referencia a un gran meteorito incandescente que, al entrar en contacto con nuestro planeta asemejaría un Sol. Lo que para Rasputín son sus lágrimas y chispas de fuego, podría ser la fragmentación de la roca celestial. Por último, el frío gélido que apaga la vida puede interpretarse como los ya famosos días de oscuridad total que han pronosticado otros videntes, y como las grandes nubes que cubrirían el horizonte tras un gran impacto meteorítico.

Otra profecía, que en este caso para algunos investigadores no alude a meteoritos sino a lanzamiento de misiles, es también sobrecogedora:

«Sobre la Tierra negra llorará el Sol, y un fantasma vagará por Europa durante toda una generación. Y antes de que se disuelva caerán otros rayos. Uno quemará los lirios, un segundo el jardín de las palmeras, y un tercero, la Tierra entre los santos ríos. El hombre se volverá frágil como una hoja seca y sus huesos se doblarán crujiendo como ramas rotas. La Tierra solo producirá hierbas envenenadas y las bestias darán carne envenenada. Envenenado estará el hombre en este tiempo.»

Rasputín

Sobre Pestes y cambios climáticos

«El quinto Ángel derramó su copa sobre el trono de la Bestia, y su reino se cubrió de tinieblas, y los hombres, de dolor, se mordían las lenguas.»

Apocalipsis de San Juan

A los profetas les ha quedado un poco lejos el concepto de «cambio climático». Sin embargo sí han hablado de plagas devastadoras, hambrunas cargadas de peste, nubes y lluvias que desencadenan el apocalipsis y, en sí, se han centrado en una visión global de una extraña hecatombe que para la mayoría ha estado vinculada al fin del mundo. Incluso en las Sagradas Escrituras, en el Evangelio de San Mateo, se nos dice:

> «… Y habrá hambre y peste y terremotos en diferentes lugares, porque todo esto será el preludio de los grandes dolores que habrán de venir.»
>
> *Evangelio de San Mateo*

Otra advertencia de las Sagradas Escrituras es que cuando esté cercano el tiempo del fin «los hombres se creerán igual a dioses».

Rasputín, con referencia al cambio climático establece un claro presagio que no deja de ser catastrófico a la vez que un interesante cóctel que sintetiza la mayoría de los efectos que puede llegar a producir la tan mentada alteración que está por llegar:

> «Los venenos abrazarán a la Tierra como un fogoso amante. Y en el mortal abrazo, los cielos tendrán el hálito de la muerte, y las fuentes no darán más que aguas amargas, y muchas de estas aguas serán más tóxicas que la sangre podrida de la serpiente. Los hombres morirán a causa del aire, pero se dirá que han muerto del corazón o de los riñones… Y las aguas amargas infectarán los tiempos como la cicuta, porque las aguas amargas alumbrarán tiempos amargos.»
>
> *Rasputín*

La vidente Jean Dixon afirmó en una de sus múltiples profecías que «el Sol abrasará a los hombres, que morirán por doquier cuando se acerque el fin». Si tenemos en cuenta que en el año 2003 se calcula que murieron 20.000 personas debido al calor extremo padecido por diferentes países europeos, la vidente acertó su profecía con décadas de anticipación.

Un ejemplo a tener en cuenta respecto a profecías de calor lo tenemos por parte de los indios iroqueses. Uno de sus líderes espirituales, conocido con el nombre de Deganawida, tuvo un sueño profético en el que veía una serpiente blanca amenazada por otra roja. Según él:

«Las dos serpientes entraban en conflicto y era este tan grande que provocaban una inmensa ola de calor capaz de partir las montañas, hacer hervir los ríos y dejar los campos sin hierba, y sin hojas los árboles.»

Jean Dixon

Esta profecía recuerda más bien a una explosión nuclear o atómica que a un cambio climático. Sin embargo, algunos investigadores creen que es preciso comprenderla analizando el simbolismo de las serpientes. En este caso, la serpiente blanca simbolizaría los países no industrializados o del Tercer Mundo, mientras que la roja estaría vinculada a los países industrializados. El conflicto entre ambas serpientes no sería necesariamente una guerra sino una sobreexplotación del planeta. Dicho de otro modo, los países industrializados agotarían los recursos medioambientales de aquellos otros países del Tercer Mundo generando el llamado «cambio climático».

La profecía del líder de los iroqueses concluye que «ambas serpientes enfermarán a causa del hedor a muerte. Pero la blanca terminará victoriosa, iniciándose una nueva Era». Con este último pasaje la profecía nos da a intuir lo que ya dicen los climatólogos: que el cambio climático afecta a todos por igual, si bien puede que los países no industrializados sufran más las alteraciones meteorológicas. De todas formas, el hecho de que salgan victoriosos de la batalla implicaría (como ya han apuntado algunos teorizantes buscadores de una solución global al cambio climático) que la serpiente roja, es decir, el mundo industrializado, tuviera que recurrir a la blanca y hacer una sustancial mejora social, política, económica y médica de los países no industrializados para que todo volviese a estar en equilibrio.

Quizá uno de los referentes al respecto de las alteraciones del clima, las temperaturas y la meteorología que vamos a vivir, lo tenemos en la profetisa Santa Hidelgarda, una de las que mas insistió (aunque no con esas palabras) en los conceptos que hoy entendemos como cambio climático.

La santa que afirmaba escuchar voces, entraba en éxtasis con gran facilidad y tenía revelaciones angélicas y divinas. Pronosticó guerras, terremotos y numerosas desgracias. Habló con muchísima anticipación de la creación de Estados Unidos, pero una de sus profecías más interesantes es la que alude directamente a las convulsiones climáticas que vivirá el planeta.

Santa Hildelgarda nos dice que estamos amenazados por graves peligros, y que alguno de los más relevantes vendrá precedido por la llegada de un gran cometa. Justo antes, «muchas naciones serán asoladas por tormentas y grandes oleadas de agua que causarán plagas y desolación. Las ciudades costeras vivirán temerosas, y muchas de ellas serán destruidas».

¿Alude la santa a las repercusiones que tendrá el deshielo y por tanto el aumento del nivel del mar? Los expertos en clima ya han advertido que padeceremos hecatombes provocadas por tormentas y lluvias torrenciales capaces de generar terribles oleadas de agua. De la misma forma, han presagiado la peligrosa posibilidad de que muchas zonas costeras, así como aldeas y poblados, sucumban bajo las aguas.

Muchos videntes han afirmado que el ser humano acabará ciego y que la luz del cielo le impedirá ver crecer a sus hijos. Si bien durante años este tipo de profecías se han interpretado como el resultado de explosiones nucleares, en la actualidad se cree que los profetas estaban anunciando otro problema: La ceguera prematura por culpa del clima. La vidente Anastasia Singh indica:

«La osadía humana creará un velo en los ojos de los engreídos que no verán la luz del Sol, sino permanentes tinieblas ante sus ojos. No destruirán el planeta pero en la lucha, la madre Tierra les castigará con enfermedades nunca vistas. Calor, terremotos, lluvias, incendios y nuevas enfermedades.»

Anastasia Singh

Como vemos, solo queda esperar.

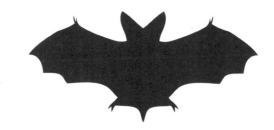

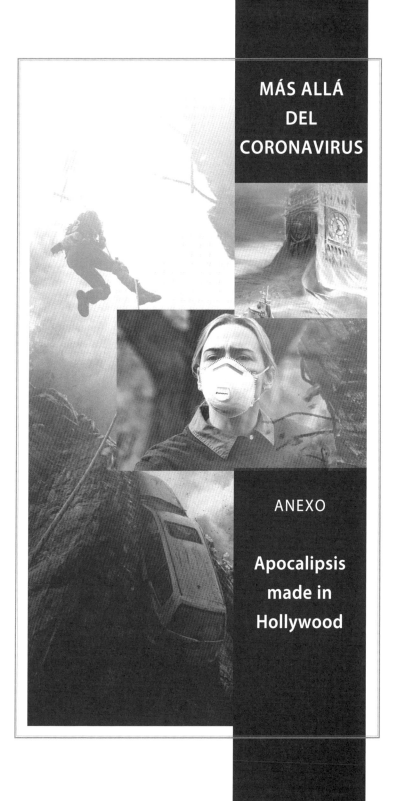

MÁS ALLÁ
DEL
CORONAVIRUS

ANEXO

Apocalipsis
made in
Hollywood

Con el fin de dar una visión más amplia de los temas tratados me ha parecido oportuno añadir un anexo sobre el cine, y por tanto la ficción, que ha relacionado y amplificado en muchos casos la realidad que nos envuelve. Terremotos, tsunamis, pandemias y demás catástrofes naturales han sido tema central de numerosas películas, anticipándose en muchos casos a lo que luego sucedería en la vida real.

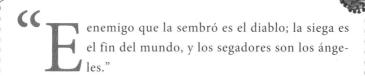

"E enemigo que la sembró es el diablo; la siega es el fin del mundo, y los segadores son los ángeles."

Mateo 13:39

Como ya decíamos antes, el cine siempre se ha ocupado de "vendernos" pandemias más o menos apocalípticas en las que de alguna manera un héroe lograba salvar a la humanidad. Como suele decirse, la realidad supera a la ficción y aquí, por ahora, ni hay héroes ni tampoco salvación. Pero el espectador necesita identificarse tanto con el héroe como con las víctimas de los desastres naturales, pandemias o diversos apocalipsis que desde Hollywood han llegado desde el albor del cine de ciencia ficción.

Las películas de catástrofes aéreas como *Aeropuerto* (1970) de George Seaton, y sus varias secuelas (*Aeropuerto 75*, *Aeropuerto 77*, *Aeropuerto 78* o *El Concorde... Aeropuerto 79*), funcionaban porque viejas glorias de Hollywood daban rostro a las víctimas que iban perdiendo la vida en los diversos accidentes que se iban desarrollando en el avión. El espectador necesitaba conocer el rostro de las víctimas, para que fuera patente y vivida la perdida, como si se tratase de un ser querido. Actores y actrices como Jean Seberg, Dean Martin, la mítica Gloria Swanson, Jack Lemon, Olivia de Havilland, Robert Wagner o el clásico Doug McClure, tan ironizado en la serie *Los Simpsons*, iban cayendo uno a uno como si se trataran de fichas de dominó en un cruento juego de guionistas inspirados en la Agatha Christie de *Y no quedó ninguno*.

VOLCANES Y TERREMOTOS, GAIA TIENE ALGO QUE DECIR

Como hemos visto a lo largo del libro, nuestro propio planeta parece que conspira en contra nuestra. A Gaia le gusta asustarnos con movimientos de tierra que tumban rascacielos o volcanes que explotan cerca de poblados o ciudades cercanas. Lava, fuego y explosiones son efectos que quedan muy bien en la gran pantalla y el volcán más famoso de la historia ha tenido varias versiones cinematográficas y televisivas. Hablamos del Vesubio, por supuesto, y la gran erupción pliniana que tuvo lugar en el año 79 dC.. El novelista británico Edward Bulwer Lytton dramatizó mucho la historia en *Los últimos días de Pompeya*, una novela canónica sobre catástrofes. Evidentemente, el cine se ha acercado a esta historia en varias ocasiones, como la película de 1935 de Ernest B. Schoedsack o la versión italiana de Sergio Leone y Mario Bonnard de 1959 con Steve Reeves y Fernando Rey. En 1984 se rodó una miniserie británica de cinco horas con Ernest Borgnine y Brian Blessed. En 2014 se intentó recuperar el mito del volcán italiano con la floja *Pompeya* de Paul W.S. Anderson, con Kit Harington haciendo de esclavo enamorado de una noble en medio de la catástrofe que acabó sepultando una de las ciudades romanas más grandes de Italia.

El otro volcán más famoso explotaba con convicción en *Krakatoa al Este de Java* de Bernard L. Kowalski (1968), pero aunque no se llame así, todo el mundo recuerda la impactante *El diablo a las cuatro* (1961) de Meryn LeRoy, donde un volcán erupcionaba en la isla de Talua de la Polinesia francesa con Frank Sinatra y Spencer Tracy como protagonistas. Paul Newman y William Holden también lo pasaron mal en la Polinesia en *El día del fin del mundo* (1980) de Irwin Allen, el llamado Maestro del Desastre. Con el éxito de *Titanic* e *Independence Day*, el cine de catástrofes volvió a lo grande en los noventa con dos volcanes compitiendo en taquilla en el verano de 1997: *Un pueblo llamado Dante's Peak*, de Roger Donaldson, y *Volcano*, de Mick Jackson.

La última película, protagonizada por Tommy Lee Jones, trataba sobre el advenimiento de un gran volcán bajo la ciudad de Los Angeles. Hollywood sabe tener miedo a los terremotos. Gran parte del estado de California se mece bajo la peligrosa falla de San Andrés. Y aunque el legendario terremoto de San Francisco de 1906 no sea uno de los más fuertes de la historia, el gran incendio posterior dejó un marcado recuerdo en la sociedad americana representado en películas como *San Francisco* (1936) de W.S. Van Dyke, con Glark Gable y Jeanette MacDonald.

No solo los corazones de los protagonistas tiemblan en las películas, también lo hace la tierra, como hemos visto en *Terremoto* (1974) de Mark Robson, con Charlton Heston y Ava Gardner. Dwyane 'The Rock' Johnson ha resucitado hace poco el cine de catástrofes con la reciente *San Andreas* (2015), de Brad Peyton, donde la falla de San Andrés colapsa con un terremoto de nueve grados en la escala Richter destruyendo Los Angeles y San Francisco. Fuera de Hollywood es bueno recuperar la película chilena *03:34 Terremoto en Chile* (2011), de Juan Pablo Ternicier, que trata sobre el terremoto y posterior tsunami que afectó a la región de Valparaíso el 27 de febrero de 2010.

UN PUEBLO LLAMADO DANTE'S PEAK

Roger Donaldson. 1997

En el verano de 1997 la lava llegó al cine con dos películas de catástrofes basadas en volcanes. *Dante's Peak* era la más realista de ellas y se llegó a rodar en el observatorio volcanológico David A. Johnston de la USGS de Vancouver. Protagonizada por Pierce Brosnan y Linda Hamilton, la película de Roger Donaldson trata todos los síntomas pre-erupción de un extratovolcán, una gran montaña volcánica compuesta por múltiples estratos de lava endurecida como nuestro Teide o el Monte Fuji. La película tiene lava, ríos de ácido, explosiones y una gigantesca nube piroclástica de la que huyen en coche nuestros sufridos protagonistas. El guionista Leslie Bohem venía de inundar y hundir el Túnel Holland de Nueva Jersey con *Pánico en el túnel* (1996) de Rob Cohen con Sylvester Stallone.

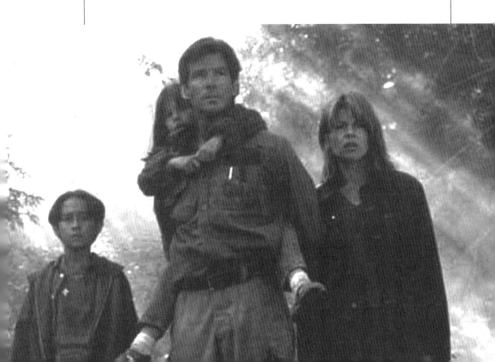

El peligro que viene del mar

Los terremotos producen maremotos, y no hay nada más dramático y terrorífico que una gran masa de agua que se abalanza sobre ti para tragarte. Los tsunamis también han protagonizado películas. El gran tsunami del 26 de diciembre de 2004 que asoló Indonesia, Sri Lanka, Tailandia, India, Maldivas, Sumatra y el sureste de China y que se cobró más de 260 mil víctimas tuvo su impactante miniserie en 2006, *Tsunami: El día después*, producida por la HBO y dirigida por Bharat Nalluri. El director de Barcelona Juan Antonia Bayona recogió el caso real de la doctora española María Belón, que sufrió el tsunami junto a su familia en la provincia de Khao Lak en Tailandia. *Lo imposible* (2012) se convirtió en uno de los éxitos de taquilla del cine español del siglo XXI. Hasta un director clásico como Clint Eastwood se acercó a la tragedia con la más fantástica *Más allá de la vida* (2010), con Matt Damon dando vida a un médium con miedo a la muerte.

No solo el megatsunami de 2004 ha inundado las pantallas de agua cenagosas y saladas. En 2007, los ingleses hicieron su propia versión de un desastre natural que inunda una ciudad. Tony Mitchell dirigía *Flood*, una película que nos enseña cómo una devastadora inundación puede acabar con una megalópolis como Londres si una enorme ola de agua destroza la barrera del Támesis. Pero si quieres ver olas de tamaño imposible nada mejor que dejarse avasallar por el cine surcoreano y la espectacular *Haundae* (2009) de Yoon Je-Kyun. Al director alemán Roland Emmerich le picó el gusanillo de radiografiar el fin del mundo con varias películas, convirtiéndose en el Maestro del Desastre moderno por derecho propio. En las películas *El día de mañana* (2004) y la más fantástica *2012* (2009) hay cambios climáticos drásticos, megaterromotos y explosiones volcánicas. Pero lo más recordado son sus increíbles tsunamis. En *El día de mañana* una megaola inunda la ciudad de Nueva York, mientras que en la más apocalíptica *2012*, un tsunami de la altura del Everest arrasa con casi toda la Tierra.

El día de mañana

Roland Emmerich. 2004

Basada en la novela *The Coming Global Superstorm* del especialista en temas paranormales Art Bell y el novelista de terror Whitley Strieber, *The Day After Tomorrow* trataba con todo lujo de detalles el peligro del calentamiento global y cómo podía provocar una nueva Edad de Hielo en el hemisferio norte de la Tierra. La parte científica era un poco confusa, porque lo que más le gusta al director alemán Roland Emmerich es destrozar ciudades norteamericanas. Tras *Independece Day* (1996) y *Godzilla* (1998), Emmerich inundó y congeló la ciudad de Nueva Tork mientras los jóvenes Jake Gyllenhaal y Emmy Rossum se refugian en la Biblioteca Pública de Nueva York quemando libros como éste para calentarse. El paleoclimatologista Jack Hall (Dennis Quaid) es el padre de Gyllenhaal y va a rescatarlo atravesando tormentas de hielo. La imagen más poderosa de la película no es la destrucción, sino ver a millones de norteamericanos cruzando el río Bravo para refugiarse en México del frío polar que amenaza sus vidas. Seguro que Donald Trump tendría algo que decir al respecto.

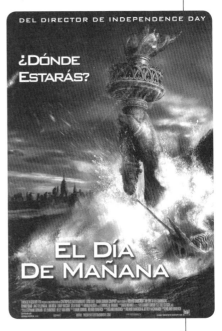

Parece que va a llover

No nos engañemos, el clima también quiere matarnos. Lluvias torrenciales que provocan inundaciones, ciclones que arrasan islas y continentes o tornados que destrozan cosechas y familias, sin olvidarnos de las peligrosas megatormentas. El cielo puede acabar con nosotros y con toda la vida en la Tierra si se lo propone. En *El día de mañana* el calentamiento global provoca una nueva era glacial con cuatro ciclones del tamaño de Europa que cubren gran parte del hemisferio norte de la Tierra congelándolo. Al genio John Ford le gustaba el viento y las tormentas. Mucho. No solo estaba presente en una de las escenas más famosas de la historia del cine, la del beso mítico de *El hombre tranquilo*, sino que era la protagonista de *El huracán* (1937), donde la isla de Tahití era arrasada por un gran ciclón tropical. El prestigioso director sueco Jan Troell hizo un *remake* en 1979 con Mia Farrow como protagonista, pero fue un fracaso en taquilla.

Las megatormentas y los huracanes han dado mucho juego en Hollywood, sobre todo en el mar. Recordemos que una gran tormenta es la causante que un transatlántico de lujo quede tumbado boca abajo en *La aventura del Poseidón* (1972), de Ronald Neame, su secuela *Más allá del Poseidón* (1979), de Irwin Allen, y su *remake* de 2006, *Poseidón*, dirigida por Wolfgang Petersen. Pero los peligrosos efectos de un huracán en alta mar se pudo ver de manera más dramática y realista en *La tormenta perfecta* (2000) de Wolfgang Petersen. Protagonizada por George Clooney y Mark Wahlberg, este film estaba basada en una novela de Sebastian Junger que recogía un hecho real.

Sus hermanos pequeños, revoltosos y destructores, los peligrosos tornados, también han tenido su cuota en la gran pantalla. Lo gracioso es que las dos películas más recordadas de este subgénero del cine de catástrofes trata al tornado como si fuera un ser vivo, con un ansia de sangre y destrucción propio del famoso *Tiburón* de

La aventura del Poseidón

Ronald Neame. 1972

Producida por el maestro del cine de catástrofes, Irwin Allen, la película inspirada en el *best seller* de Paul Gallico inundó las plateas de agua antes que el *Titanic* de James Cameron. El antiguo transatlántico de lujo *SS Poseidón* hace su último viaje Nueva York-Atenas cuando un terremoto submarino en Creta provoca una ola gigante que vuelca el gigante barco dejándolo boca abajo. Eso es lo que ocurre cuando Leslie Nielsen es el capitán del barco, claro. Unos cuantos supervivientes al accidente capitaneados por Gene Hackman y Ernest Borgnine intentarán atravesar todo el barco para salir por la hélice propulsora antes de que se hunda. *La aventura del Poseidón* destacaba por sus impresionantes decorados invertidos con mesas en el techo y luces en el suelo. Su éxito le proporcionó una secuela en 1979 y un *remake* de Wolfgang Petersen en 2006 titulado *Poseidón* con Kurt Russell y Richard Dreyfuss como protagonistas.

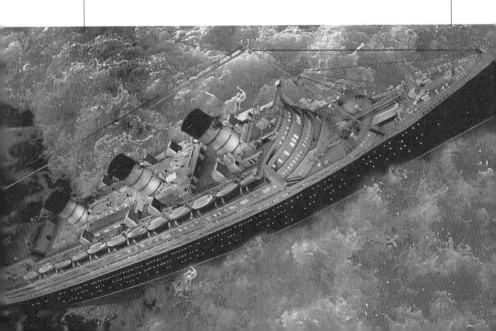

Steven Spielberg. Es normal que la productora The Asylum de serie Z triunfara con su franquicia *Sharknado*, que juntaba tornados y tiburones. Steven Quale dirigió en 2014 *En el ojo de la tormenta*, con Richard Armitage post Thorin Escudo de Roble. Pero la mejor y más emocionante película de desastre de la última década del siglo xx fue la fresca, irreverente y arrolladora *Twister* (1996) de Jan de Bont. Bill Paxton y Helen Hunt son dos cazadores de tornados del medio oeste americano que se encuentran con un gigante de fuerza 5. El guion corría a cargo del veterano Michael Crichton.

El tiempo está loco

La lluvia también puede ser un emotivo elemento dramático en una película. ¿Qué sería del final de *Blade Runner* sin la lluvia borrando las lágrimas del replicante Roy Batty segundos antes de morir o el lacrimógeno final de *Los puentes de Madison*? Pero las grandes tormentas también pueden ser aprovechadas para hacer una correcta película de acción de robos y persecuciones. Mikael Salomon lo hizo con *Hard Rain* en 1998 con Morgan Freeman y Christian Slater, donde un guarda de seguridad perseguía a unos ladrones mientras un gran temporal destruía un dique de contención inundando toda una ciudad.

Este desastre no es propio de la ficción, como muy bien comprobaron los habitantes de Nueva Orleans el 26 de agosto de 2005 con las inundaciones provocadas por el huracán Katrina cuando se produjeron 53 brechas en el sistema de diques que protegía la ciudad. El combativo productor televisivo David Simon trató con excelencia la reconstrucción de la ciudad del Mardi Gras con las cuatro temporadas de *Treme* de la HBO, pero existen una decena de documentales escalofriantes, entre los que brilla *When the Levees Broke: A Requiem in Four Acts* (2006) de Spike Lee, también producido por la HBO.

Infierno bajo el agua

Alexandre Aja. 2019

El director francés Alexandre Aja sabe mucho de gore y terror con películas como *Alta tensión* (2006) o la exagerada *Piraña 3D* (2010), pero también es un maestro del suspense. Producida por otro genio del terror, Sam Raimi, *Infierno bajo el agua* (*Crawl*, arrastrarse, en el original) mezclaba el cine de catástrofes con el animal monster horror de *Tiburón*. Un huracán de categoría 5 cae sobre Florida rompiendo los diques de contención inundando pueblos y hogares. La nadadora Kaya Scodelario no tiene noticias de su padre, Barry Pepper, y va a buscarlo a su casa en medio del temporal. La subida de las aguas ha provocado que varios caimanes se aventuren al interior de su hogar y los dos quedan atrapados en el sótano junto a un par de estos grandes y voraces reptiles mientras el agua sube. El rodaje fue un infierno para la actriz principal, llegando a perder cinco kilos y acabando todos los días magullada y con los pies destrozado (su personaje iba descalzo), pero Aja consiguió una de las mejores películas de suspense de la última década.

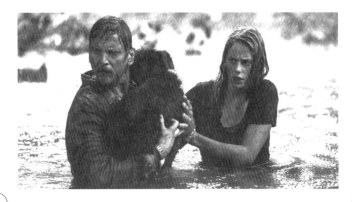

Los huracanes también se puede convertir en una excusa terrorífica para crear una de las mejores películas sobre animales asesinos del siglo XXI. Hablamos de la trepidante y adrenalítica *Infierno bajo el agua* (2019) del experto Alexandre Aja. Un film donde un huracán de categoría 5 rompe los diques de un pequeño pueblo de Florida inundándolo. La sufrida heroína averiguará que la inundación y la tormenta son el menor de sus problemas, pues su casa y las calles inundadas están infestadas de voraces caimanes.

Si el tiempo pudiera realmente manipularse por medios artificiales mediante satélites de control climático podríamos ver su peligroso efecto en películas como *Geostorm* (2017), de Dean Devlin, donde las Naciones Unidas pierden el control del experimento Dutch Boy, utilizado por unos terroristas para destruir a los enemigos de Estados Unidos. En *Snowpiecer* (2013), del oscarizado Bong Joon-Ho, un intento de solucionar el calentamiento global con ingeniería climática causa una nueva edad de hielo extinguiendo casi toda la vida humana.

METEORITOS Y EL FIN DEL MUNDO

Si existen más de 31.000 hallazgos de meteoritos bien documentados en la historia de la humanidad, es posible que un futuro no muy cercano alguno de esos meteoroides que alcanzan la Tierra sea tan famoso como el que acabó con los dinosaurios o los que provocaron los cráteres de Vredefort, Maniitsoq, Chicxulub o la Tierra de Wilkes.

En Hollywood aprendieron pronto que la extinción de la humanidad podía venir del cielo. Pero en una de sus películas más famosas no se trataba de un meteoro, sino de una estrella que se dirigía a la Tierra. *Cuando los mundos chocan* (1951), de Rudoph Maté, se centraba más en la creación de un gigantesco Arca de Noé que pondría a salvo en el espacio a unos cuantos humanos privilegiados. A finales de los setenta, en plena fiebre de "disaster

KLAUS DUCKER

METEORO

Ronald Neame. 1979

Tras el éxito de *La aventura del Poseidón* y la película de espías nazis *Odessa*, el director británico Ronald Neame estaba dispuesto a rodar otra película de catástrofes aún más espectacular. Con Sean Conery con peluquín como protagonista y Natalie Wood como intérprete rusa, uno de los asteroides más grandes del Sistema Solar, Orfeo, amenaza con estrellarse en la Tierra. Una operación conjunta de Estados Unidos y la Unión Soviética

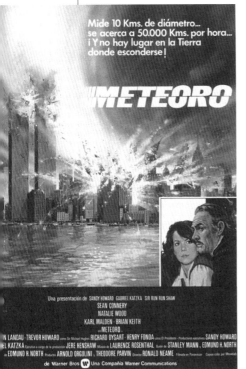

enviando misiles atómicos al meteoro impide la desaparición de la vida terrestre, pero algunos meteoritos más pequeños impactan en algunas ciudades del mundo. En Nueva York, justamente, el primer meteoro atraviesa las Torres Gemelas destrozándolas. Una imagen muy profética, por cierto. Las escenas finales de destrucción y las espaciales con los grandes cohetes americanos y soviéticos volando en formación siguen estando muy bien, pero no son nada en comparación con *Armageddon y Deep Impac*t, ambas de 1998.

movies", Sean Connery, Natalie Wood y Henry Fonda interpretan a científicos rusos y americanos que deberán unir sus esfuerzos para destruir con bombas atómicas un peligroso asteroide que se acerca a la tierra en *Meteoro* (1979), de Ronald Neame.

En 1998 se dio el caso de dos películas sobre meteoritos compitiendo juntas en la taquilla. Por un lado teníamos a la seria y dramática *Deep Impact*, de Mimi Leder, donde un cometa se estrellaba contra la Tierra. La novedad de esta película era ver a Morgan Freeman como presidente de Estados Unidos años antes de Obama. Pero todo el mundo se enamoró de la delirante, fantástica y trepidante *Armageddon* de Michael Bay, donde un grupo experto en prospecciones petroleras eran enviados a un gigante meteorito para perforar en su superficie e introducir una potente bomba nuclear que lo partiría en dos, evitando así estrellarse sobre la Tierra. Bruce Willis era el jefe de los sufridos perforadores en una película tan ridícula como disfrutable.

En 2009 se estrenó la miniserie de dos capítulos *Impact* de la plataforma Super Channel y la ABC. Dirigida por Michael Rohl, la serie cuenta como una lluvia de meteoros en la Luna provoca que esta pierda parte de su superficie y cambie su órbita acercándose más a la Tierra. Las consecuencias serán catastróficas para la humanidad por el comportamiento extraño de las mareas. No solo de espectacularidad vive el cine apocalípticos sobre meteoritos. El danés Lars von Trier filmó en 2011 una de sus mejores películas donde un planeta llamado *Melancolía*, como la película, se dirigía inevitablemente hacia la Tierra. Inolvidables las oníricas imágenes de Kirsten Dunst vestida de novia.

ALERTA NUCLEAR

El miedo a una Tercera Guerra Mundial y a la Destrucción Mutua Asegurada entre las superpotencias de Estados Unidos y la Unión

Soviética durante cuatro décadas (cincuenta, sesenta, setenta y ochentas) ha sido el germen de mucha literatura y ficción sobre el fin del mundo. Aunque ahora el peligro nuclear de una guerra nos suene algo lejano, en los ochenta la revista *Muy Interesante* hacía extensos reportajes sobre quién tenía más arsenal nuclear y podría ganar una hipotética y futura guerra.

Muchos directores famosos se han acercado a este tema de diversas maneras: más dramático en *La hora final* (1959), de Stanley Donen, o como sátira en la obra maestra de Stanley Kubrick, *¿Teléfono rojo?, volamos hacia Moscú* (1964). En *La máquina del tiempo* (1960), de George Pal, una guerra nuclear acababa con la vida en la Tierra. *¡Pánico en el año cero!* (1962), de Ray Milland, trataba la desesperación de la sociedad tras la guerra, algo parecido a lo que muestra Shue Matsubayashi en *La última guerra* (1961), en versión japonesa. LA BBC estrenó en 1966 en falso documental *The War Game*, de Peter Watkins, donde el pueblo británico se horrorizó con las realistas consecuencias de una guerra nuclear en la Gran Bretaña. En la saga de *El Planeta de los simios*, inaugurada por Franklin J. Schaffner en 1967, el astronauta Charlton Heston descubría como la humanidad casi había sido aniquilada por una guerra nuclear al final de la película, convirtiendo a los simios en la nueva especie superior. Aunque en un principio, George Miller creó a Max Rockatansky en un futuro apocalíptico donde el petróleo ha desaparecido, en *Mad Max 2: El guerrero de la carretera* (1981), *Mad Max 3: Más allá de la Cúpula del Trueno* (1985) y la excelente *Mad Max: Furia en la carretera* (2015), el loco Max, protagonizado por Mel Gibson y Tom Hardy, intentaba sobrevivir en un violento futuro tras una guerra nuclear. En 1997, Kevin Costner disfrazó de western fundacional la distópica *Mensajero del futuro* (1997), situada en un futuro 2013 sin ley ni esperanza.

El peligro nuclear comenzó a perder fuelle en los setenta por culpa de toda la fiebre de películas de catástrofes, pero allí estaban

CHERNOBYL

Craig Mazin y Johan Renck. 2019

En 1997, la periodista bielorrusa Svetlana Aleksiévich, ganadora del Premio Nobel de Literatura en 2015, publicó el libro documental *Voces de Chernóbil*, donde recogía información recopilado durante diez años sobre el desastre nuclear de Chernóbil, actual Ucrania, antigua Unión Soviética, de 1986, tras haber entrevistado a más de quinientas personas, entre bomberos, físicos y políticos. El productor Craig Mazin y el director Johan Renck vieron un poderoso drama televisivo en ese ensayo convirtiéndolo en *Chernóbil*, una serie de cinco capítulos producida por la HBO y Sky. La miniserie fue uno de los grandes éxitos de 2019, acaparando premios y elogios de la crítica. Protagonizada por Jared Harris, Stellan Skarsgard y Emily Watson, *Chérnobyl* narra paso a paso sin dejarse detalles escabrosos del mayor desastre nuclear que ha visto nunca la humanidad.

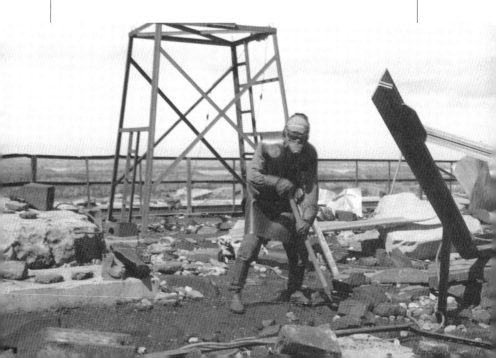

los italianos para avisarnos del peligro de las centrales nucleares con *Holocausto 2000* (1977), de Alberto de Martino. El secretismo de la energía nuclear también sería protagonista de *El síndrome de China* (1979), de James Bridges, con Jack Lemmon, Jane Fonda y Michael Douglas. Recientemente, la HBO estrenó la miniserie de cinco capítulos *Chernobyl* (2019), de Craig Mazin, donde se relata con absoluta frialdad todas las malas decisiones que el gobierno soviético tomó para encubrir el mayor desastre nuclear de la historia de la humanidad.

La animación también ha abordado el ocaso nuclear en varias películas, como la triste *Cuando el viento sopla* (1986), de Jimmy Murakami, donde seguimos a una entrañable pareja de ancianos británicos tras el apocalipsis, la película ecologista de Hayao Miyazaki *Nausicaä del Valle del Viento* (1984), o la espectacular *Akira* (1988), de Katsuhiro Otomo, donde un ser con poderes especiales provocó el principio de la Tercera Guerra Mundial.

PEQUEÑO PERO MATÓN

Aunque la Tierra y el espacio tengan inventiva para acabar con la vida humana en un periquete, el peligro de una pandemia a nivel global provocado por virus experimentales o bacterias extrañas, algunas de ellas, de origen extraterrestre, son un principio excelente para cualquier film distópico apocalíptico. Cuando el Covid-19 comenzó a ser famoso en los noticiarios de televisión alguna cadena española avispada programó en horario de máxima audiencia películas como *Estallido* (1995), de Wolfgang Petersen, con Dustin Hoffman y Morgan Freeman, o *Contagio* (2011), de Steven Soderbergh. Largometrajes que trataban en diversos grados la propagación de un virus mortal en una pandemia mundial. En cuanto el virus comenzó a ser mortal en España este tipo de películas desaparecieron de la parrilla, evidentemente.

Aunque el cine que más ha aprovechado la pandemia contagiosa ha sido el cine de zombies desde la fundacional *La noche de los muertos vivientes* (1968), de George A. Romero. En un principio se trata de un virus de origen desconocido que afecta a la materia muerta, pero puede afectar a los seres vivos mediante contagio por saliva, normalmente. Construido como una crítica al modo de vida norteamericano, Romero brilló en las secuelas *Amanecer de los muertos* (1978) y *El día de los muertos* (1985), popularizando el género que pronto sería grande en los vídeoclubs de los ochenta con cientos de excelentes versiones italianas. El ultimo gran avance del género fue la trepidante *28 días después* (2002), de Danny Boyle, donde cualquier ser vivo se convertía en un psicótico violento cuando era infectado. Al no estar muertos, sus cuerpos eran rápidos y salvajes. El género también llegó al blockbuster hollywoodiense con la comercial *Guerra Mundial Z* (2013), de Marc Foster, donde Brad Pitt, un técnico de la ONU, intentaba encontrar al paciente cero de una plaga vírica zombie violenta para buscar una cura. Aunque no solo en "zombies" se convierte la gente por culpa de un virus manipulado. En la clásica *El último hombre sobre la Tierra* (1964), de Ubaldo Ragona y Sidnye Salkow, inspirada en el libro *Soy Leyenda* de Richard Matheson, una cepa modificada del sarampión convierte a la humanidad en unos seres blancos con los clásicos síntomas del vampiro mítico. Hasta en la moderna revisión de *El planeta de los simios*, bautizada como *El origen del planeta de los simios* (2011), de Rupert Wyatt, un virus mortal acaba con la humanidad mientras sobreviven simios inteligentes.

Muchas veces hemos visto en el cine el efecto post-apocalíptico de una pandemia mundial. *12 Monos* (1995), de Terry Gilliam, trata sobre un futuro donde el 99% de la humanidad ha sido aniquilado por un letal virus de creación humana. El notable film de Gilliam estaba inspirado en la película experimental *La Jetée* (1962), de Chris Marker, donde la humanidad casi se ha extin-

Contagio

Steven Soderbergh. 2011

Como si se tratara de una gran superproducción del cine de catástrofe de los años setenta, el director norteamericano Steven Soderbergh reunió a un casting de lujo con Marion Cotillard, Matt Damon, Kate Winslet, Jude Law, Gwyneth Paltrow o Laurence Fishburne para narrar una película inspirada en la pandemia de gripe A (H1N1) que tuvo lugar entre 2009 y 2010 provocando más de 18 mil muertes en varios puntos de la geografía mundial. Soderbergh imaginó que la situación fuera descontrolada, con más de dos millones y medio de muertes en Estados Unidos. Al final de la película veíamos cuál era el origen del virus, que tenía que ver con unos murciélagos, como se aventuró en el principio del COVID-19. En la película también había un periodista freelance que admitía en su blog que el virus no existía y la gente se estaba dejando engañar por los gobiernos. Cualquier parecido con la realidad es pura coincidencia.

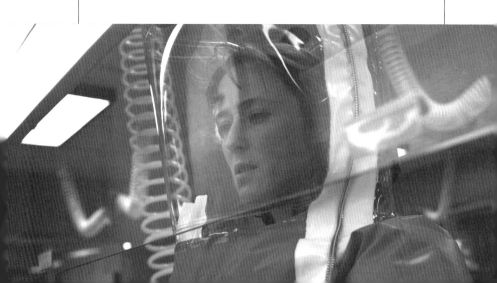

guido por culpa de una guerra atómica. Más interesante es la excelente *Hijos de los hombres* (2006), de Alfonso Cuarón, donde la humanidad está colapsada por culpa de una pandemia global de infertilidad.

La televisión ha sido el medio que más ha explotado el drama de los supervivientes tras una pandemia mundial. La famosa *Survivors* (1975-1979) de la BBC seguía a varios sobrevivientes que reconstruían comunidades y se relacionaban con otros grupos. En *La Tribu* (1999-2003), creada por Raymond Thompson y Harry Duffin, se mezcló la distopia post-pandemia con la clásica novela *El señor de las moscas* de William Golding. Un virus misterioso acaba con la población adulta dejando a los niños del mundo desamparados dividiéndose en diferentes tribus violentas para sobrevivir. En *The Last Ship* (2014), de Michael Bay para el canal TNT, un virus acaba con el ochenta por ciento de la población. La serie seguía las desventuras de un buque de guerra norteamericano con más de doscientos hombres que se encontraba en alta mar en ese momento. Una de las series más interesantes sobre una pandemia vírica ha venido recientemente del norte. En la danesa *La lluvia* (2018-2020) un virus transportado por la lluvia aniquila a casi todos los humanos de Escandinavia.

EL FIN DEL MUNDO MÁS EVIDENTE

Como ya hemos apuntado a lo largo del libro, el apocalipsis más evidente lo está gestando la propia humanidad con la constante sobreexplotación de los recursos naturales y la contaminación que aumenta cada año. El cine distópico siempre ha criticado la poca pericia del ser humano y las naciones para preocuparse por el medio ambiente.

El efecto invernadero, el calentamiento global y la proliferación de sequías mundiales son la base de películas como la gran superproducción de ciencia ficción de Christopher Nolan de 2014 *Interestellar*. Ese mismo año se estrenaba también la más independiente *Young Ones*, de Jake Paltrow, un futuro yermo donde el agua es el bien más necesario. De agua van bien sobrados en películas que han profetizado de diversas maneras sobre el deshielo de los casquetes polares, inundando muchas ciudades costeras. Se podía ver en el moderno cuento de Pinocho de Steven Spielberg, *A.I. Inteligencia Artificial* (2001), con la ciudad de Nueva York sepultada bajo el océano; o más apocalíptico en la divertida *Waterworld* (1995) de Kevin Reynolds, realizada para el mayor lucimiento de su estrella Kevin Costner.

El totalitarismo político también ha sido tratado en distopías literarias y sus versiones cinematográficas y televisivas. Como el fascismo que se impone tras una guerra nuclear, en el cómic, o una pandemia, en *V de Vendetta* (2005), de James McTeigue, basada en el famoso cómic de Alan Moore y David Lloyd, o el estado militar religioso de la novela *El cuento de la criada* (1985) de Margaret Atwood, que ha tenido su revisión cinematográfica (en 1990, dirigida por Volker Schlöndorff con guion del premio Nobel Harold Pinter) y televisiva (la famosa versión del canal Hulu con Elisabeth Moss como protagonista, en 2017-2020).

Pero uno de los grandes problemas de la humanidad en el futuro será la superpoblación y la alta de suministros para tanta gente. *Soylent Green* (1973), de Richard Fleischer, con Charlton Heston como protagonista, nos hablaba de un futuro en que los alimentos son escasos y el gobierno convierte a sus muertos en comida saludable. La huida al espacio es la única esperanza para los hacinados ciudadanos de la megalópolis como las que podemos ver en *Blade Runner* (1982), de Ridley Scott, o su secuela *Blade Runner 2049* (2017), de Denis Villeneuve. La violencia en ciudades cada vez más superpobladas exigen medidas desesperadas, como las que podemos apreciar en los largometrajes de acción de John

BLADE RUNNER

Ridley Scott. 1982

Aunque la decadencia de la sociedad humana se veía más palpable en la novela de Philip K. Dick de 1968 *¿Sueñan los androides con ovejas eléctricas?*, la película canónica de Ridley Scott transformó en imágenes el futuro más desolador, con lluvias radioactivas, superpoblación, donde los animales casi se han extinguido y los humanos tienen androides orgánicos que reproduce cualquier ser vivo, incluso a los propios humanos. La humanidad huye a las estrellas y en la Tierra solo quedan los indeseables. El mundo distó-

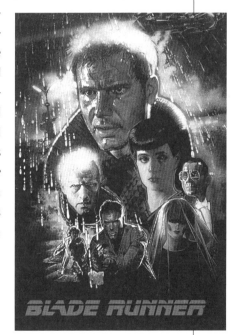

pico futurista de Scott se convirtió visualmente en una de las guías más imitadas por el cine de ciencia ficción de finales del siglo xx y comienzos del xxi. Si la superpoblación y el colapso ecológico están más cerca de lo que creemos, *Blade Runner* es un fiel reflejo de la sociedad que nuestros nietos heredarán… solo nos faltan los coches voladores.

Carpenter *1997: Rescate en Nueva York* (1981) y *2013: Rescate en L.A.* (1996), donde las dos ciudades más pobladas de Estados Unidos son utilizadas como cárceles gigantes donde hacinar a toda la superpoblación criminal del país en un cercano futuro dictatorial.

Teniendo en cuenta todas las opciones de plataformas de *streaming* que tenemos actualmente a mano, el fin del mundo o apocalipsis a la carta está a golpe de click de un mando a distancia.

EPÍLOGO
Vamos a morir

La duda es cuándo y de qué manera. La realidad es que, según se mire, ya estamos muertos. Muertos en el ámbito de cómo eran las cosas, la vida, la libertad, el trabajo y la economía antes de la pandemia. Y lo mejor de todo es que estamos dentro de una película, sin conocer ni el guion ni los actores finales, ni tampoco su desarrollo y desenlace.

El cine siempre se ha ocupado de "vendernos" pandemias más o menos apocalípticas en las que de alguna manera un héroe lograba salvar a la humanidad. Como suele decirse la realidad supera a la ficción y aquí, por ahora, ni hay héroes ni tampoco salvación. No al menos en formato exprés. Y es que ni siquiera cuando tengamos la vacuna para Covid-19, –algo que tampoco sabemos para cuando será– ni siquiera entonces, habrá unidades para todos.

Morir es lo natural y extinguirse también. No, no es que queramos ver las cosas desde un prisma destructivo y pesimista, es tocar ligeramente la realidad con las yemas de los dedos. Una realidad que jamás conoceremos, porque como con tantas otras situaciones, no tenemos una visión global y de conjunto que nos pueda ayudar a entender qué está sucediendo de verdad. Pero sí, morir es lo natural y extinguirse, entendiendo la extinción como una metáfora de la necesaria continuación de la vida, aunque sea de otra forma de vida, es lo más natural.

En cierto grado ya nos hemos extinguido. Al menos se nos ha extinguido una manera, un estilo de vivir. No hace falta que miremos fuera de nuestra casa. Miremos a nuestro alrededor más cercano y veremos la extinción. Niños sin ir a las escuelas, sino tomando clases desde pantallas de ordenadores. Como sus padres que en el peor de los casos forman parte de los que ya no pueden trabajar y en el mejor de esos que ahora lo hacen desde casa, adaptándose a una metodología que ni imaginaban y para la que jamás fueron preparados.

Familias confinadas y destrozadas emocionalmente a causa de las muertes de los suyos en terribles fallecimientos, dolorosos, en soledad y sin ritual de adiós en muchos casos. Familias adaptándose a una nueva vida social, amistosa y laboral totalmente trastocada. Modelos y patrones de conducta y convivencia totalmente alterados, con un ocio focalizado a través de Internet. Sin salir a la calle (o haciéndolo con restricciones y miedo), sin acudir a espectáculos o cuanto menos acudiendo a extraños formatos y con temor a qué pasará.

Ha cambiado casi todo. Se extinguió la forma de salir a la calle, la forma de ir a pasear de viajar y lo vemos además de con la distancia social y la cada vez más presente (y a veces obligatoria) mascarilla o tapabocas, con países que ordenan a sus habitantes no salir salvo que sea estrictamente necesario o hacerlo según el día y la hora por sexos o por letra de apellido. Sí, "nos controlan", por nuestro bien, pero nos controlan. Y de alguna manera hemos asumido como "normal" todo eso hasta el punto de llamarlo, como ocurre en España y en otros lugares la "nueva normalidad".

Estamos viviendo una extinción en diferentes áreas que seguramente cambiará el mundo tal como lo conocíamos hasta finales de 2019. Singularmente no ha sido tras la caída de un profetizado meteorito, ni a causa de una invasión extraterrestre (aunque dicen que Covid-19 lo es) ni tampoco por culpa de un gran cambio climático ni por la aparición de un anticristo… No, no lo esperábamos pero lo tenemos aquí. Es mundial, es global, está en todas partes, es invisible y mata. Es un caballo del apocalipsis que al redactar estas líneas ha pisoteado y extinguido (a nivel oficial) la vida de más de 600 mil personas y el cálculo es que pueda llegar al millón. Claro que, contando los miles de millones que somos en el planeta puede parecer poco. Y es que no son solo las muertes que genera, sino las extinciones sociales, políticas, económicas y globales que está produciendo.

Y la buena noticia –siempre la hay– es que Covid-19 no es más que un actor, tal vez ahora el más conocido, pero en el elenco de "los extinguidores" es solo uno más, porque como hemos visto, los números para que esto acabe son muchos y su procedencia muy variada.

Bienvenidos, de nuevo, al fin del mundo.
Klaus D.

BIBLIOGRAFÍA

BIEDERMANN, HANS. *Diccionario de símbolos*. Editorial Paidós, 1993.

BOHM, D. Y PEAT, D. *Ciencia, orden y creatividad*, Editorial Kairós, 1988.

CALVO HERNANDO, MANUEL, *La Ciencia en el Tercer Milenio*, Ed. Mc-Graw-Hill 1994.

CAMACHO, SANTIAGO, *La conspiración Illuminati*, Ed. La Esfera de los libros, 2006.

CARDWEL, DONALD. *Historia de la tecnología*, Alianza Editorial 1996.

ESTULIN, DANIEL. *La Verdadera historia del Club Bilderberg*, Ed. Planeta 2005.

GOULD, STEPHEN JAY. *La vida maravillosa*, Ed. Crítica 1991.

GROF, STANISLAV. "La mente holotrópica". Editorial Kairós, 1993.

GUERRA, MANUEL. *Diccionario enciclopédico de las sectas*, Biblioteca de autores cristianos, 1998.

LÓIZAGA, PATRICIO. *Diccionario de pensadores contemporáneos*, Emecé Editores, 1996.

MOSTERÍN, JESÚS. *Ciencia viva*, Ed. Espasa Fórum Madrid, 2001.

PÉREZ TAMAYO, RUY. *Ciencia, paciencia y conciencia*, Siglo xxi, 1991.

PIOBB, NOUVEAU. *El enigma de la Rosa-Cruz*, Asesoría Técnica de Editores. 1977.

POVEDA, JOSÉ M. *Locura y Creatividad*, ed. Alhambra, 1981.

ROTH, MARIE-LOUISE. "*La Dynamique mentale*". Jacques Grancher Editeur. 1992.

RUSKIN, GENEVIÈVE. *La ciencia mágica de las vibraciones*, Ediciones Obelisco, 1989.

UMBERT SANTOS, LUIS. *Historia de las sociedades secretas*, Editores mexicanos unidos, 1981.

VANKIN, JONATHAN Y WHALEN, JOHN. *The 80 Greatest Conspiracies of all time*, Cital del Press, 2004.

VÉZINA, JEAN FRANÇOIS. *Les hasards nécessaires*, Les editions de L'homme, 2001.

ENLACES DE INTERÉS

Para completar la información sobre el tema, he aquí una serie de vídeos y enlaces que pueden ser de su interés.

* El coronel ruso Vladimir Kvachkov habla la realidad del coronavirus.
https://www.youtube.com/watch?v=Ijnur1GGPmE

* #Escucha. Un mensaje conmovedor sobre la Tierra.
https://www.youtube.com/watch?v=FjWOuPxUHMc

* El doctor Thomas Cowan nos habla sobre el Coronavirus.
https://www.youtube.com/watch?v=nW-sCKqpJx4&t=53s

* Daniel Neira se pregunta sobre el origen del coronavirus en Wuhan.
https://www.youtube.com/watch?v=48tVq56tkgg&has_verified=1

* El profesor japonés de medicina, Dr. Tasuku Honjo, causó sensación en hoy en los medios al decir que el virus corona no es natural.
https://d.tube/#!/v/iberianfury11/QmSLK2aVon4Bi9c-mwo2NuPA592pkjMr4gdkNZ2kGrzEhA2

* Un vídeo esclarecedor de RAI1 sobre si hubo o no experimentos con murciélagos en China en 2015.
https://www.youtube.com/watch?v=EEJeVHZieaA

* ¿Bill Gates predijo la pandemia?
https://www.youtube.com/watch?v=6Af6b_wyiwl

https://elmanifiesto.com/tribuna/630248383/El-Covid-19-y-el-problema-de-la-verdad.html

https://www.lavanguardia.com/internacional/20200419/48611917508/trump-advierte-consecuencias-china-responsable-coronavirus.html?utm_term=botones_sociales&utm_source=whatsapp&utm_medium=social

https://maldita.es/malditaciencia/2020/04/18/washington-post-wuhan-laboratorio-coronavirus/

https://www.vilaweb.cat/noticies/tensio-entre-la-xina-i-els-estats-units-pels-dubtes-sobre-si-la-covid-19-es-va-originar-en-un-laboratori/

Otros títulos similares:

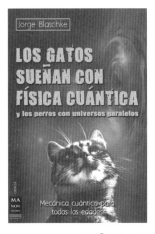

LOS GATOS SUEÑAN CON FÍSICA CUÁNTICA

Conozca los entresijos de la mecánica cuántica, uno de los más grandes avances del conocimiento humano en los últimos años.

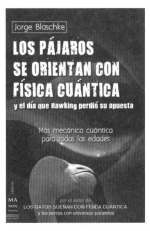

LOS PÁJAROS SE ORIENTAN CON FÍSICA CUÁNTICA

Conozca la realidad de la mecánica cuántica, un nuevo paradigma que nos anticipa el futuro.

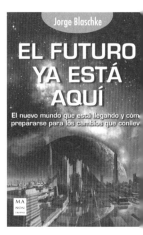

EL FUTURO YA ESTÁ AQU[Í]

El nuevo mundo que está llega[n]do y cómo prepararse para l[os] cambios que conlleva. ¿Có[mo] se transformará nuestra soc[ie]dad en el próximo futuro?

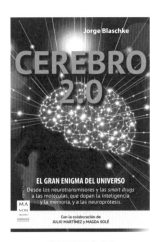

CEREBRO 2.0

Desde los neurotransmisores y las smart drugs a las moléculas, que dopan la inteligencia y la memoria.

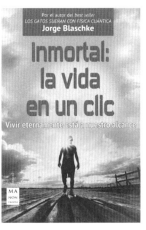

INMORTAL:
la vida en un clic

Initiative 2045. La inmortalidad cibernética y el camino que nos conduce al futuro.

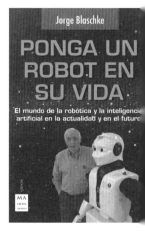

PONGA UN ROBOT EN S[U] VIDA

El mundo de la robótica y [la] inteligencia artificial en la a[c]tualidad y en el futuro.